Dr. J. GRASSET

THÉRAPEUTIQUE APPLIQUÉE

CONSULTATIONS MÉDICALES

SUR

QUELQUES MALADIES FRÉQUENTES

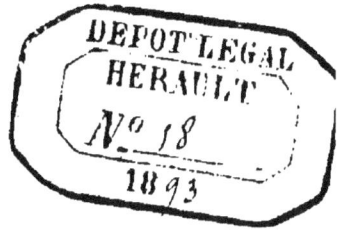

CONSULTATIONS MÉDICALES

SUR

QUELQUES MALADIES FRÉQUENTES

DU MÊME AUTEUR

A MES JEUNES CONFRÈRES

EN SOUVENIR

DE

MA VINGTIÈME ANNÉE DE DOCTORAT

1873-1893

THÉRAPEUTIQUE APPLIQUÉE

CONSULTATIONS MÉDICALES

SUR

QUELQUES MALADIES FRÉQUENTES

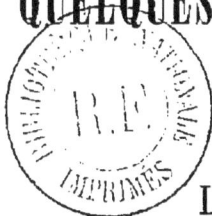

PAR

LE Dʳ J. GRASSET

PROFESSEUR DE CLINIQUE MÉDICALE A LA FACULTÉ DE MONTPELLIER
CORRESPONDANT DE L'ACADÉMIE DE MÉDECINE
LAURÉAT DE L'INSTITUT

MONTPELLIER
CAMILLE COULET, LIBRAIRE-ÉDITEUR
5, Grand'Rue, 5
PARIS
GEORGES MASSON, LIBRAIRE-ÉDITEUR
Boulevard Saint-Germain, 120
—
1893

Au milieu du débordement actuel des grandes publications médicales, un petit livre comme celui-ci, sans prétentions et sans originalité, résumant simplement et sans phrases la thérapeutique journalière d'un médecin de province, a-t-il quelque chance de se faire encore une place utile dans cette littérature encombrée et de rendre quelques services aux élèves à la fin de leurs études et aux jeunes docteurs au début de leur pratique ?

On l'a cru et on me l'a dit.

L'avenir démontrera si c'est avec raison.

Les progrès, dans les sciences médicales, se tassent et se classent d'eux-mêmes, tant qu'il s'agit d'étiologie, d'anatomie pathologique ou de diagnostic. Dans ces branches, chaque conquête nouvelle complète ou remplace une notion antérieure, devenue par le fait insuffisante ou inexacte. Il ne peut guère se faire d'encombrement.

En thérapeutique, il en est tout autrement.

Les médicaments que nous voyons naître chaque jour ne chassent pas les autres. Les auteurs
qui les étudient les prônent, les lancent. Mais le
médecin est obligé de les classer, de les mettre à
leur place.

Ce n'est pas une tâche facile que de se recon-
naître ainsi dans les longues listes de maladies qui
sont justiciables de chaque médicament dans les
Traités de thérapeutique et dans les non moins
longues listes de médicaments que l'on oppose à
chaque maladie dans les Traités de pathologie.

Puisant alors à droite et à gauche, observant
par lui-même à l'hôpital et en ville, tâtonnant,
corrigeant, bien ou mal, chaque praticien arrive
toujours à se faire un classement à lui, une thérapeutique personnelle et, après quelques années
de médecine active, il a *son traitement* pour la
plupart des cas qui se présentent.

C'est ce travail que j'ai dû faire comme les
autres, que j'ai continué depuis vingt ans, dont je
voudrais communiquer les conclusions à mes jeunes confrères, espérant ainsi le leur faciliter à
eux-mêmes.

Je n'ai pas la prétention de leur dire *ce qu'il faut faire* dans un cas donné, mais simplement de leur dire *ce que je fais* dans ce cas, ce qui m'a paru le plus rationnel, le meilleur ou le moins mauvais.

Je suppose l'examen du malade fait, bien fait et même refait s'il le faut, le diagnostic correctement et complètement posé, et je prends le médecin au moment où il s'asseoit à sa table pour écrire sa consultation.

C'est de cette consultation que je cherche à formuler, non des modèles, mais des exemples.

Les journalistes ont, dans ces derniers temps, publié des interviews intéressantes dans lesquelles nous lisons avec profit la réponse de nos collègues et de nos maîtres à cette question : «Comment traitez-vous telle maladie ou tel cas?»

Je suppose qu'une question pareille m'ait été posée par mes élèves pour les maladies les plus courantes, et j'y réponds de mon mieux.

Une grosse objection est plus facile à prévoir qu'à réfuter.

«Comment pouvez-vous, me dira-t-on, tracer, en

clinique, des règles précises, arrêter le traitement de telle ou telle maladie? On ne doit pas traiter les maladies, mais les malades ; et les malades diffèrent tous les uns des autres; ils ne doivent donc pas être tous traités de la même manière. Vos plans de traitement de chaque maladie ne peuvent être que des schémas et non des réalités vivantes et cliniques».

Je reconnais, sans embarras, l'absolue justesse de ces considérations; seulement je crois que, si on se laissait trop impressionner par la lettre de l'argument, on ne pourrait rien écrire en médecine, pas plus en pathologie qu'en thérapeutique.

La contingence et la variabilité des faits particuliers n'excluent pas les règles générales.

Quoique chaque malade diffère de son voisin, nous admettons bien que, pour le diagnostic, on peut les rapprocher par groupes. Il en est de même pour la thérapeutique.

A un diagnostic précis et complet doit correspondre un traitement précis.

Et s'il est précis et complet, le diagnostic ne comporte pas seulement le nom général de la maladie, il doit contenir les caractères particuliers qui stigmatisent les espèces dans le genre. Ainsi, je n'ai pas donné une consultation pour tous les cas de tuberculose pris en bloc ; j'ai donné seize exemples de consultation pour seize cas différents de tuberculose pulmonaire. Et je reconnais volontiers qu'il y a encore d'autres cas que je n'ai pas prévus.

Je n'ai la prétention d'avoir été complet ni dans la nomenclature des cas particuliers ni dans la nomenclature des maladies elles-mêmes.

Tout cela pourrait se compléter ultérieurement, si l'accueil du public médical m'y encourage.

Comme je le disais en commençant, ce livre n'a aucune prétention à l'originalité.

J'ai pris, chemin faisant, mon bien partout où je l'ai trouvé et je n'ai cité personne, parce qu'il aurait fallu citer tout le monde.

Seulement, tout ce que je propose, je l'ai prescrit, employé, et j'ai essayé d'en contrôler les effets par moi-même.

J'ai si peu visé à l'originalité que (malgré la bizarrerie de la chose) je serais heureux si, après avoir parcouru mon livre, chaque praticien disait :

«Si j'avais été interviewé moi-même, j'aurais écrit absolument toutes ces mêmes choses».

Mais je serais encore plus heureux si cet essai de thérapeutique appliquée inspirait à quelques-uns de nos Maîtres et de nos Collègues plus autorisés la pensée de publier à leur tour *leur traitement* des maladies courantes.

Montpellier, le 31 octobre 1892.

CONSULTATIONS MÉDICALES

QUELQUES MALADIES FRÉQUENTES

Amygdalite aiguë ; fièvre amygdalienne ; angine catarrhale

I. — Fièvre initiale préamygdalienne

1. Toutes les deux heures, jour et nuit sauf sommeil, bouillon ou lait.

2. Matin et soir, appliquer des sinapismes aux mollets et aux cous-de-pied ; et les remplacer ensuite par de la ouate et du taffetas ciré.

3. Toutes les deux heures (l'heure intercalaire), prendre une cuillerée de

      Antipyrine. . . . . . . 2 à 4 gram.
      Teinture d'aconit . . . . huit à quinze gouttes.
      Eau de tilleul . . . . . 90 cent. cubes.
      Sirop de fleurs d'oranger. 30   —

4. S'il y a de l'embarras gastrique, débuter par 1 gr.

20 d'ipéca en 3 paquets : un toutes les cinq minutes ; eau tiède ensuite.

II. — *Amygdalite aiguë*

1. Lait toutes les deux heures, jour et nuit sauf sommeil.

2. Toutes les deux heures (l'heure intercalaire), prendre une cuillerée de

> Eau . . . . 120 gram.
> Chlorate de potasse. . . . 4 —

3. Gargariser souvent dans la journée avec une infusion chaude.

4. Badigeonner deux (ou trois) fois par jour la gorge avec

> Glycérine . . . . 30 gram.
> Borax . . . . 4 —

Si l'état local s'annonce grave, commencer par toucher avec une solution de nitrate d'argent au dixième.

5. Commencer le traitement par l'ipéca, s'il n'a pas été déjà donné dans la phase préamygdalienne.

6. Isoler autant que possible le malade. Séparer surtout les enfants et les abonnés de l'amygdalite.

III. — *Abonnés de l'amygdalite avec grosses amygdales, en dehors des poussées aiguës ; tempérament lymphatique ; hérédité herpéticoarthritique.*

1. Pulvériser, matin et soir, dans la gorge, deux cuillerées de

> Chlorhydrate de cocaïne. . ⎰
> Acide phénique. . . . . . . ⎱ āā 0,50 centigr.
> Glycérine. . . . . 100 gram.
> Eau . . . . Q. S. pour un demi-litre.

ou bien badigeonner les amygdales tous les jours ou tous les deux jours avec

Teinture d'iode . . . .⎫

Glycérine. . . . .⎭ āā

2. A l'intérieur, alterner, mois par mois, les sulfureux et les arsenicaux.

Pendant 20 jours, prendre, le matin à jeun, un demi-verre d'eau de Labassere étendue de lait chaud ; gargariser ensuite dans la matinée avec le reste de la petite bouteille.

10 jours de repos.

Pendant 20 jours, prendre deux fois par jour, aux heures des repas, une cuillerée de

Eau . . . . 300 gram.

Arséniate de soude . . . . 0,10 centigr.

10 jours de repos.

Et ainsi de suite, en alternant, pendant de longs mois.

3. En été, aller faire une saison à Cauterets, Uriage ou Challes.

A défaut d'une saison thermale, prendre 20 bains tièdes de 10 minutes avec 10 kilogram. de sel marin et 2 bouteilles d'eaux-mères de Salies-de-Bearn : un tous les deux jours.

4. Hygiène surveillée. Ni tabac, ni alcool. Eviter les refroidissements et le contact des amygdalites aiguës.

5. Si le volume chronique des amygdales gêne la déglutition, la parole et l'ouïe, recourir à l'intervention chirurgicale : amygdalotomie.

Angine de poitrine.

I.— Traitement de la crise.

Faire avaler deux à six gouttes de solution alcoolique de trinitrine au centième ou faire une injection hypodermique avec un centimètre cube de

    Eau distillée. . . . .   10 gram.

    Solut. alcool. 1/100ᵉ de trinitrine.   Trente gouttes.

ou bien, casser une ampoule de nitrite d'amyle et en respirer le contenu;

Ou encore faire une injection hypodermique d'un centimètre cube de

    Chlorh. de morphine. . .   0,10 centigr.

    Sulfate neut. d'atropine .   0,005 milligr.

    Eau de laur.-cerise. . . .   10 cent. cubes.

Si on le peut, appliquer avec prudence des courants continus sur l'épaule et le bras gauches.

II.— En dehors des crises.

1. Hygiène sévère. Ni tabac, ni alcool. Aucun excès. Pas d'exercices violents, de marche rapide contre le vent, de vélocipède, de cheval.

Lait aux repas comme boisson habituelle.

2. Vingt jours par mois, prendre à chaque repas une cuillerée de

    Eau . . . .   300 gram.

    Iodure de sodium   10   —

Les dix autres jours de chaque mois, prendre à chaque repas trois à quatre gouttes de solution alcoolique au centième de trinitrine.

3. Tous les huit jours, le soir au coucher, prendre une pilule de 0,15 centigr. d'aloès.

Apoplexie.

I.— Pendant l'ictus.

1. Si le malade n'est pas particulièrement affaibli par des maladies antérieures ou une constitution faible, pratiquer une saignée.

En même temps, administrer un lavement avec 15 gram. de sulfate de soude dans une infusion de 8 gram. de follicules de séné; et appliquer une série de sinapismes sur les quatre membres, spécialement sur les membres inférieurs.

2. Ensuite appliquer des sangsues derrière les oreilles, une après l'autre: 8 à 12 suivant l'état des forces et du pouls;

Faire avaler du lait ou du bouillon par cuillerées, puis par tasses;

Envelopper les membres inférieurs dans de grandes bottes (du genou en bas) de cataplasme sinapisé: moitié farine de lin, moitié moutarde, battues avec l'eau tiède.

3. Plus tard, mettre un vésicatoire à chaque mollet ou à la partie interne et inférieure de chaque cuisse;

Continuer le bouillon ou le lait toutes les deux heures;

L'autre heure, alterner, par cuillerée, les deux potions suivantes:

a. Acétate d'ammoniaque . . .   5 gram.
     Teinture de cannelle   3   —
     Eau de tilleul . . . .   90 cent. cubes.
     Sirop de fl. d'oranger   30   —

b. Caféine . . . . {
     Benzoate de soude . . . . {   āā 1 gram.
     Julep gommeux . . . . .   120 cent. cubes.

4. Veiller à ce qu'il y ait une selle par jour au moins.

S'il n'y en avait pas, administrerle lavement purgatif ci-dessus ou faire avaler quelques paquets de 10 centigr. de calomel: un toutes les heures dans du lait jusqu'à effet produit.

5. Surveiller les fesses et la vessie.

II.— *Après l'ictus.*

1. Régime surveillé.— Peu manger, surtout le soir. — Pas de féculents, d'aliments lourds et indigestes.— Peu de viande.

Ni tabac, ni alcool.— Aucun excès.— Aucun travail intellectuel et aucune préoccupation morale.

2. Vingt jours par mois, prendre à chaque repas une cuillerée de

Eau	300 gram.
Iodure de potassium . . .	10 —
Arséniate de soude . . .	0,10 centigr.

Les autres 10 jours de chaque mois, prendre à chaque repas deux dragées d'ergotine.

3. Tous les 8 jours, prendre, le soir au coucher, une pilule de 0,15 centigr. d'aloès, ou, le matin au lever, une bouteille d'eau de Villacabras.

4. Tous les mois, mettre deux sangsues au fondement.

Pour le traitement ultérieur, voir : *Ramollissemen cérébral.*

Artériosclérose généralisée avant toute localisation prédominante

Pour l'artériosclerose à la phase des localisations importantes, voir : *Cardiopathies* et *Angine de poitrine* pour le cœur, *Mal de Bright* pour le rein, *Ramollissement cérébral* pour le cerveau....

1. — Forme légère ou moyenne.

1. Régime : Boire du lait comme boisson exclusive aux repas, qui seront composés de purées de légumes secs, œufs, légumes verts cuits, viandes blanches bien cuites. — Pas de charcuterie, de gibier, de bouillon, de crustacés, de fromage fait...

Ni tabac, ni alcool.

2. Vingt jours par mois, prendre deux fois par jour, aux repas, une cuillerée de

Eau . . . . 300 gram.
Iodure de sodium . . . . . 10 —

Les 10 autres jours de chaque mois, prendre deux fois par jour, aux repas, quatre gouttes de

Solut. alcool. au 100ᵉ de trinitrine . 10 gram.

3. Tous les matins, friction sèche à la brosse de flanelle sur tout le corps, et, tous les huit jours, prendre, le soir au coucher, une pilule de 0,15 centigr. d'aloès.

4. Deux fois par an (à l'automne et au printemps), prendre à domicile 25 bouteilles d'eau d'Evian ou d'eau de Vittel (Grande-Source) : une bouteille par jour le matin, par demi-verre, de demi-heure en demi-heure.

En été, aller faire une saison à Evian ou à Euzet.

Pendant ces trois périodes, suspendre le traitement N° 2.

5. Analyser l'urine tous les mois : voir s'il y a ou non de l'albumine, et doser la quantité d'urée et de matières fixes éliminées dans les 24 heures.

II.— Forme plus grave : quelques troubles circulatoires, œdème malléolaire, dyspnée....

1. Régime plus sévère, végétarien complet. — Aucune espèce de viande, ni dérivé de viande, en plus des prescriptions du N° 1.

Dix jours par mois, régime lacté absolu et exclusif : un bol de lait toutes les deux heures, jour et nuit, sauf sommeil. Aucun autre aliment ni aucune autre boisson.

2. Prendre à chaque repas (pendant 10 jours) une cuillerée de

Eau	300 gram.
Iodure de sodium	10 —
Arséniate de soude. . . .	0,05 centigr.

Puis (pendant 10 jours) une cuillerée à chaque repas de

Eau	300 gram.
Iodure de sodium	20 —
Arséniate de soude. . . .	0,10 centigr.

Ensuite repos d'un jour, et, ce jour-là, prendre trois cuillerées de

Solut. au millième de digitaline cristallisée.	5 gram.
Eau	300 —

Les 20 jours suivants, prendre à chaque repas une cuillerée de

Eau	300 gram.
Caféine	
Benzoate de soude	ãã 10 —

Puis, un jour de digitaline *ut supra*.

Puis reprendre l'iodure pendant 20 jours. — Et ainsi de suite.

3 et 5. Comme pour I.

III. — Pour les *formes plus graves* encore, avec troubles circulatoires marqués, voir : *Cardiopathies.*

Arthritisme et herpéticoarthritisme

En dehors des manifestations articulaires franches (voir : *Rhumatisme*) et des localisations cutanées durables (maladies de la peau), voir aussi : *Artériosclérose, asthme, diabète sucré, dyspepsies, hystérie, neurasthenie,* etc.

1. Dix jours par mois, boire du lait aux repas comme boisson exclusive en mangeant ; le reste du temps, boire aux repas du vin blanc avec de l'eau d'Evian additionnée de 0,50 centigr. benzoate de lithine par bouteille.

Ne manger ni charcuterie, ni gibier, ni viande avancée, ni crustacés ; — ni tabac, ni alcool ; — beaucoup de légumes verts, légumes secs en purée, viandes bien cuites, etc.

Vie extérieure, au plein air, sans préoccupation morale ; pas de sédentaréité ; exercices du corps.

Tous les matins, friction sèche et massage de tout le corps (précédé ou non d'une lotion froide rapide).

2. Deux fois par an, au printemps et à l'automne, prendre 25 bouteilles d'eau de Vittel (Grande-Source) : une bouteille tous les matins, par demi-verre, de demi-heure en demi-heure, entre les deux déjeuners, en promenant dans l'intervalle.

En été, aller faire une saison à Euzet, Evian ou Vittel ; Molitg ou Aix-les-Bains.

3. Tout le reste du temps, alterner, mois par mois, les deux traitements suivants (vingt jours de traitement et dix jours de repos par mois) :

Eau . . . .   300 gram.
Iodure de sodium   10   —
Arséniate de soude . . . . .   0,10 centigr.
une cuillerée à chaque repas.

Soufre sublimé . . . . . .   0,25 centigr.
pour un cachet ; N° 40. Un à chaque repas.

4. Tous les 8 jours, le soir au coucher, prendre une pilule de 0,10 à 0,15 centigr. d'aloès.

———————

Asthme

I. — *Pendant les crises*

Ouvrir largement les fenêtres de la chambre (sans courants d'air) et appliquer des sinapismes aux membres inférieurs.

Si cela ne suffit pas, réduire l'atmosphère et faire brûler sur une soucoupe ou faire fumer au malade du papier nitré, des feuilles de datura ou des cigarettes Espic. Ou bien faire respirer au malade de la pyridine : une cuillerée à café sur une soucoupe en évaporation.

Si la crise se prolonge et est très pénible, injecter sous la peau un centimètre cube de

Chlorh. de morphine . .   0,10 centigr.
Sulfate neutre d'atropine.   0,005 milligr.
Eau de laurier-cerise . .   10 cent. cubes.

II. — *En dehors des accès*

1. Prendre tous les jours deux à quatre cuillerées de

Eau . . . .   300 gram.
Iodure de potassium. . .   10 —
Arséniate de soude . . .   0,05 centigr.

deux cuillerées pendant 5 jours, trois pendant 5 jours, quatre pendant 5 jours, trois, puis deux, puis trois, puis quatre, etc. Et ainsi, en montant et descendant d'une cuillerée tous les 5 jours entre deux et quatre cuillerées.

Quand il y aura une amélioration notable, donner régulièrement deux cuillerées par jour, vingt jours par mois.

Continuer ainsi pendant un temps extrêmement long.

Les cuillerées seront prises, aux repas, dans de l'eau vineuse, du lait ou de la bière.

2. Tous les 8 jours, le soir au coucher, prendre une pilule de 0,10 à 0,15 centigr. d'aloès.

3. Manger tout ce que l'estomac digère ; éviter cependant le gibier, la charcuterie et les viandes faisandées ou trop peu cuites.

Ni tabac, ni alcool ; aucun excès.

Tous les matins, friction sèche à la brosse de flanelle sur tout le corps.

Vie au plein air.

4. En été, saison au Mont-Dore.

III. — *Asthme avec bronchite chronique*

1. Traitement 1, 2 et 3 de II.

2. De plus, alterner, mois par mois, les deux moyens suivants :

a. Tous les matins, prendre à jeun un demi-verre d'eau de Labassère coupée avec du lait chaud ; gargariser ensuite dans la matinée avec le reste de la petite bouteille.

b. Prendre quatre pilules par jour (entre les repas) contenant chacune :

Terpine	0,20 centigr.
Codéine	0,01 —

N° 60.

3. Appliquer de la teinture d'iode, trois fois la semaine, sur le thorax, alternativement devant et derrière.

Dans les poussées subaiguës, appliquer des pointes de

feu ou une série de petits vésicatoires fortement cam-
phrés et recouverts d'un papier de soie huilé.

4. En été, aller faire une saison à Allevard, Cauterets, Eaux-Bonnes ou Enghien.

———

Ataxie locomotrice progressive

I. — Ataxie locomotrice sans syphilis antérieure

1. Dix jours par mois, prendre de l'ergot de seigle en poudre.

Ergot de seigle. . . . . . 0,05 centigr.
pour un paquet.   N° 30.

Un paquet à chaque repas pendant cinq jours, et deux paquets à chaque repas pendant cinq autres jours.

Les vingt autres jours de chaque mois, prendre à chaque repas une cuillerée de

Eau . . . . 300 gram.
Iodure de potassium . . . . 10 —

2. Tous les dix jours, appliquer des pointes de feu le long de la colonne vertébrale; — ou, en cas de poussée subaiguë), appliquer des bandes de vésicatoires, le long de la colonne, dans les gouttières.

3. Trois fois par semaine, appliquer des courants continus, faibles puis moyens (5 à 10 milliampères), le long de la colonne et des membres atteints.

Les trois autres jours, faire une friction sèche et un massage de tout le corps, précédée ou non d'une lotion)roide à l'éponge.

4. Aller passer deux fois par an, en mai et en septembre, une saison de 20 à 25 jours à Lamalou.

Si ce déplacement était impossible, prendre à domicile 30 bains à 34° cent. avec 100 gram. de sulfate de fer; durée, de 10 à 20 minutes; se remettre au lit ensuite. Un bain tous les jours.

5. Régime tonique. — Peu de travail intellectuel. — Aucun excès. — Vie à la campagne.

II. — Ataxie locomotrice avec syphilis antérieure

1. En mai et septembre, saison de 20 à 25 jours à Lamalou.

2. Après la saison de septembre, repos de 15 jours; puis deux mois de traitement spécifique.

Pendant 10 jours, application d'onguent napolitain (et friction), gros comme une noisette, le matin sous les aisselles, le soir sous les jarrets. — Gargariser tous les jours avec 4 gram. de chlorate de potasse dans un verre d'eau.

Les 10 jours suivants, prendre 2 gram. d'iodure de potassium par jour ; 3 gram. les 10 jours suivants; 4 gram. les 10 suivants ; 5 gram. les 10 suivants, et, enfin, 6 gram. les derniers 10 jours.

Renouveler la même série pendant les deux mois (mars et avril) qui précèdent la saison de printemps de Lamalou.

3. Entre les deux séries de traitement spécifique, prendre à chaque repas une cuillerée de

Extrait hydroalcool. de kola.. . 10 gram.

Sirop d'éc. d'oranges amères. . 300 cent. cubes.

Arséniate de soude. . . . . . . 0,10 centigr.

et appliquer tous les 10 jours des pointes de feu le long de la colonne.

Entre les deux saisons de Lamalou, repos un mois après la première saison et un mois avant la deuxième, hydrothérapie dans un établissement spécial le reste du temps.

4. Comme pour I.

III.—Crises violentes de douleurs fulgurantes

1. Si l'estomac le supporte, prendre toutes les demi-heures un cachet de 0,50 centigr. d'antipyrine ou de 0,25 centigr. de phénacétine jusqu'à huit.

2. Si les médicaments ne sont pas supportés par l'estomac, faire une à quatre injections hypodermiques d'un centimètre cube de

      Antipyrine . . . . 5 gram.

      Eau. . . Q. S. pour 10 cent. cubes de solution.

ou

      Chlorhydr. de morphine . . 0,10 centigr.

      Sulfate d'atropine . . . . . 0,005 milligram.

      Eau de laurier-cerise. . . . 10 cent. cubes.

3. Appliquer des bandes de vésicatoires le long de la colonne.

Atrophie musculaire progressive

1. Tous les deux jours, application de courants continus le long de la colonne vertébrale et sur les muscles atteints : 10 milliampères ; séances de 20 minutes avec 5 minutes de repos au milieu.

2. Tous les matins, friction sèche et massage méthodique de tout le corps, spécialement des muscles atrophiés.

3. Tous les huit jours, application de pointes de feu le long de la colonne.

4. Vingt jours par mois, prendre à chaque repas une cuillerée de

Sirop d'éc. d'or. amères . .   300 cent. cubes.
Extrait hydroalcool. de kola.   10 gram.
Liqueur de Fowler . . . .   quatre-vingts gouttes.

5. A l'automne et au printemps, prendre 20 bains tièdes de 10 minutes avec 5 kilogram. de sel marin et une bouteille d'eaux-mères de Salies-de-Béarn : un tous les deux jours.

6. En été, aller faire une saison à Lamalou.

Bronchites

I. — Bronchite aiguë fébrile

1. Séjour au lit ; aération de la chambre, maintenue à une température uniforme, sans brusques oscillations.

Potages et lait comme alimentation.

2. Toutes les heures, en dehors des heures d'alimentation, prendre une cuillerée de

Looch blanc. . . . . 120 gram.
Kermès minéral. . . . . 0,30 centigr.

ou de

Ipéca . . . . 1 gram.

faire infuser dans

Eau. . . . . 100 gram.

réduire à 90, passer et ajouter

Sirop de polygala . . . . . . 30 cent. cubes.

Chaque cuillerée peut être prise seule ou dans une infusion chaude de tilleul et d'oranger.

3. Sur la poitrine, appliquer d'abord quelques ventouses sèches et ensuite faire, tous les matins, un badigeonnage à la teinture d'iode.

[S'il y avait de l'embarras gastrique, on commencerait le traitement par un vomitif :

Ipéca . . . . 1 gram. 20

en trois paquets. — Un paquet toutes les cinq minutes. — Eau tiède pour faciliter les vomissements.]

[Si la bronchite est précédée d'une période de courbature générale, comme dans la grippe et l'affection catarrhale, avec simple fluxion des muqueuses respiratoires supérieures, donner trois à quatre fois par jour, dans une infusion chaude de tilleul et d'oranger, une cuillerée de

Eau	300 gram.
Benzoate de soude	20 gram.

ou

Eau.	200 cent. cubes.
Sirop de polygala	100 —
Benzoate de soude	20 gram.]

II. — *Bronchite subaiguë, apyrétique*

1. Régime ordinaire. Lait comme premier déjeuner et comme goûter.

Séjour habituel dans la chambre. Promenades, à pied ou en voiture, à la campagne, entre 9 heures du matin et 4 heures du soir.

2. Trois ou quatre fois par jour, dans du lait (et même dans du lait d'ânesse) ou sans lait, prendre une cuillerée de

Eau de laurier-cerise	100 gram.
Teinture d'aconit.	cent gouttes.
Sirop de Tolu. . . .	Q. S. pour un demi-litre.

Ou bien: quatre à cinq fois par jour, entre les repas, prendre une pilule contenant

Terpine	0,20 centigr.
Codéine.	0,01 —

N° 40.

3. Appliquer un thapsia sur la poitrine.

III. — *Bronchite à répétition*

Pendant les poussées aiguës ou subaiguës, voir et II.

En dehors des poussées :

1. Hygiène surveillée. — Vie au plein air, sans courants d'air ni variations brusques de température. — S'aguerrir à l'air extérieur. — Habiter un climat moyen. — Eviter le chant, l'enseignement oral, tous les exercices abusifs de la respiration, professionnels ou autres.

2. Tous les matins, lotion froide à l'éponge, rapidement faite sur tout le corps, suivie d'une friction sèche et d'une promenade.

Au printemps et à l'automne, une quarantaine de douches froides quotidiennes de 30 secondes, en jet, sur tout le corps sauf la tête, suivies d'une friction sèche et d'une promenade.

3. Alterner, mois par mois, les deux traitements internes suivants :

Pendant vingt jours, prendre à chaque repas une cuillerée de

Eau. . . . . 300 gram.
Arséniate de soude . . . . . 0,10 centigr.

Dix jours de repos.

Pendant vingt jours, prendre tous les matins un demi-verre d'eau de Labassère coupée avec du lait chaud. Gargariser ensuite, dans la matinée, avec le reste de la petite bouteille.

Dix jours de repos.

Puis recommencer l'arsenic. — Et ainsi de suite.

4. En été, aller faire une saison sulfureuse (Eaux-Bonnes, Cauterets, Luchon, Saint-Honoré...) ou arsenicale (la Bourboule, Mont-Dore).

*IV. — Bronchite chronique en dehors des poussées
subaiguës ou aiguës* (pour celles-ci, voir I et II).

A. *Forme sèche avec phénomènes asthmiformes et emphysème pulmonaire.*

1. Régime ordinaire, avec beaucoup de lait dans l'alimentation. — Ni tabac ni alcool. — Même hygiène que pour III.

2. Vingt jours par mois, prendre le matin à 8 heures et le soir à 4 heures, dans un bol de lait, une cuillerée de

Eau	300 gram.
Iodure de sodium	10 —
Bromure de sodium	20 —
Chlorure de sodium	40 —

et, à chaque repas principal, quatre à six gouttes de liqueur de Fowler.

3. Friction sèche, à la brosse de flanelle, tous les matins, sur tout le corps sauf la tête.

Application de teinture d'iode tous les deux jours ou de pointes de feu tous les huit jours, sur le thorax, des deux côtés, alternativement devant et derrière.

4. Si possible, bains d'air comprimé.

5. En été, saison au Mont-Dore.

B. *Forme humide avec bronchorrhée.*

1. Comme pour A. et III.

2. Alterner, mois par mois, les deux préparations suivantes (20 jours de traitement et 10 jours de repos tous les mois):

Terpine . . . . 0,20 centigr.

Codéine 0,01   —

pour une pilule; N° 80. Quatre par jour.

Eucalyptol . . . . 0,20 centigr.

pour une capsule ; N° 80. Quatre par jour.

3. En hiver, y joindre à chaque repas une ou deux cuillerées d'huile de foie de morue créosotée à 20 pour 1000.

4. Comme 3 de A.

5. En été, saison sulfureuse : Eaux-Bonnes, Cauterets, Luchon, Saint-Honoré...

Pour la *Bronchite capillaire*, voir : *Bronchopneumonie*.

Bronchopneumonies aiguës

I. — Forme moyenne

1. Séjour au lit.

Toutes les deux heures, prendre un bol de lait ou un bouillon additionné d'un jaune d'œuf ou d'une cuillerée de jus de viande.

2. Alterner les deux potions suivantes : une cuillerée de la première avec chaque petit repas, une cuillerée de la seconde l'heure intercalaire :

 a. Rhum ou cognac . . . . 40 gram.

  Julep gommeux.. . Q. S. pour 150 cent. cubes.

 b. Ipéca . . . . 2 gram.

faire infuser dans :

  Eau . . . . · . . . . 100 gram.

réduire à 90 ; passer et ajouter :

  Sirop de polygala . . . . 30 gram.

(Souvent il y aura lieu de commencer le traitement par un vomitif : 1 gram. 20 d'ipéca en trois paquets, un toutes les cinq minutes ; eau tiède ensuite pour faciliter les vomissements).

3. Appliquer, dès le début, des ventouses sèches et, rapidement, une série de vésicatoires, successivement sur les diverses régions atteintes.

II. — Forme grave

1. Même régime que pour I. Ajouter dans chaque bol de lait une cuillerée à café ou à dessert de rhum ou de cognac (40 à 100 gram. dans les vingt-quatre heures).

2. Commencer par le vomitif et le renouveler s'il y a lieu.

Alterner l'infusion d'ipéca (2 de I) avec la potion suivante :

Ergotine . . . . 1 à 2 gram.
Sulfate de strychnine. 0,002 à 0,005 milligram.
Julep gommeux . . . . 120 cent. cubes.

3. Appliquer immédiatement un vésicatoire sur la région atteinte et en appliquer ainsi une série sans interruption.

4. Si l'asthénie cardiaque augmente, joindre à ce traitement des inhalations d'oxygène (toutes les heures ou toutes les demi-heures : 10 litres par vingt-quatre heures) et des injections hypodermiques d'éther ou de

Caféine . . . . ⎰ $\bar{a}\bar{a}$ 5 gram.
Benzoate de soude . . . . . ⎱

Eau de laur.-cerise..... Q. S. pour 10 cent. cubes.
Deux à quatre seringues de 1 c. c. par jour.

III. — Convalescence et soins ultérieurs

1. Alimentation progressive et tonique : viande crue, œufs, poisson, laitage, etc.

Vie au plein air dans un climat tempéré, en évitant le vent et les variations brusques de température.

Passer l'hiver sur le littoral méditerranéen ou à Amélie-les-Bains.

2. Alterner à l'intérieur les deux traitements suivants (mois par mois) :

a. Prendre à chaque repas une ou deux cuillerées de

Huile de foie de morue . . ⎰ $\bar{a}\bar{a}$ 450 cent. cubes.
Eau seconde de chaux. . . ⎱

Eau de laur.-cerise ou kirsch. 100 —

et, dans l'intervalle des repas, cinq pilules contenant chacune

> Terpine . . . . 0,20 centigr.
> Codéine 0,01   —

b. Prendre, deux fois par jour, dans du lait, une cuillerée à café de

> Teinture de kola . . . . . ⎫
> Teinture de coca . . . . . ⎭ ãã 50 cent. cubes.
> Liqueur de Fowler . .   Quatre-vingts gouttes.

et, tous les matins, un demi-verre d'eau de Labassère coupée avec du lait chaud, et gargariser ensuite dans la matinée avec le reste de la petite bouteille.

3. Surveiller assidûment la poitrine et appliquer, dès qu'il y a lieu, soit de petits vésicatoires, soit des pointes de feu.

4. Friction sèche, tous les matins, à la brosse de flanelle, surtout le corps sauf la tête.

Plus tard, essayer, avec beaucoup de précautions et de surveillance, la lotion froide quotidienne à l'éponge, suivie d'une friction sèche et d'un séjour au lit d'abord, d'une promenade plus tard.

5. En été, aller faire une saison sulfureuse (Uriage, Cauterets, Eaux-Bonnes, les Fumades, Luchon, Saint-Honoré) ou arsenicale (la Bourboule, le Mont-Dore).

Cancer de l'estomac

1. Toutes les deux heures, jour et nuit sauf sommeil, prendre un bol de lait. Aucun autre aliment, ni aucune autre boisson.

S'il y a intolérance ou si la quantité de lait ingérée est insuffisante, ajouter des purées, des œufs à la coque, des hachis de viande cuite, des poudres de viande, de la purée de viande crue...

2. Avec chacun de ces petits repas, prendre un cachet contenant

Naphtol . . . . 0,20 centigr.
- Benzonaphtol, ... 0,30 —
N° 60.

et, matin et soir, une pilule contenant

Poudre de belladone . . . }
Extrait de belladone . . . } āā 0,01 centigr.
N° 20.

3. Repos absolu au plein air.

4. Quand la faiblesse cachectique s'accentue, prendre tous les jours 2 à 3 cuillerées à café de

Teinture de kola. . . . . }
Teinture de coca. . . . . } āā 50 cent. cubes.

5. Si l'alimentation par la bouche devenait trop difficile ou impossible, donner des lavements alimentaires avec du lait, des peptones, des jaunes d'œuf et du cognac.

[Pour le traitement de l'hématémèse, voir: *Ulcère de l'estomac*.]

Cardiopathies chroniques

I. — Cardiopathie valvulaire compensée

1. Boire du lait aux repas comme boisson exclusive en mangeant ; lait le matin et à 4 heures.

2. Vingt jours par mois, prendre à chaque repas une cuillerée de

> Eau. . . . . 300 gram.
> Iodure de sodium. . . . . . 10 —

Les dix autres jours de chaque mois, prendre cinq gouttes de teinture de digitale dans le lait du matin et dans celui de 4 heures.

Ou encore :

Prendre, pendant vingt jours, la solution iodurée indiquée.

Repos d'un jour, et ce jour-là, prendre trois cuillerées de

> Solution au millième de digi-
>   taline cristallisée. . . . .   5 gram.
> Eau distillée . . . . 300 —

Puis reprendre la solution iodurée pendant vingt jours, et ainsi de suite.

3. Badigeonner la région précordiale avec la teinture d'iode.

4. Eviter les fatigues physiques, les efforts musculaires violents, les émotions brusques, les refroidissements.

5. Aller tous les étés faire une saison à Bagnols (Lozère).

II. — *Cardiopathie myocardique (artériosclérose cardiaque) sans troubles marqués dans la circulation générale.*

1. Même régime que pour I.
2. Alterner, vingt jours par vingt jours, les deux
solutions suivantes, une cuillerée à chaque repas :
    a. Eau. . . . . 300 gram.
       Iodure de sodium.   10   —

    b. Eau. . . . . 300 —
       Caféine . . . .⎫ ãã 10 gram.
       Benzoate de soude. . . . .⎭

3. Appliquer quelques pointes de feu légères sur la
région précordiale.
4. Comme pour I. — Ni tabac, ni alcool.
5. Aller, en été, faire une saison à Euzet ou à Evian.

III. — *Cardiopathie chronique avec quelques troubles
de circulation générale (hyposystolie habituelle) : œdème des membres inférieurs, gros foie,* etc.

1. Régime lacté absolu et exclusif : toutes les deux
heures, jour et nuit sauf sommeil, prendre un bol de
lait additionné de 0,25 centigrammes de bicarbonate
de soude.
    Aucun autre aliment ni aucune autre boisson.
2. Vingt jours par mois, prendre, dans quatre de
ces bols de lait, une cuillerée de
       Eau. . . . . 300 gram.
       Caféine. . . . .⎫ ãã   5 gram.
       Benzoate de soude. . . .⎭
et les dix [autres jours de chaque mois, mettre dans
quatre des bols de lait quatre gouttes de teinture de
digitale.

3. Appliquer sur la région précordiale un cautère volant.

4 et 5. Comme pour I.

IV. — Asystolie aiguë

1. Régime lacté absolu et exclusif comme pour III.

2. Toutes les deux heures, prendre une cuillerée de

Feuilles de digitale . . . . . 0,50 centigr.

Faire infuser (20 minutes) dans

Eau. . . . . 100 gram.

Reduire à 90 ; passer et ajouter :

Sirop.. . . . . 30 cent. cubes.

ou en quatre fois dans la journée

Feuilles de digitale . . . . . 0,50 centigr.

Faire macérer (12 heures) dans

Eau. . . . . 1/4 de litre.

Continuer cela quatre à six jours, puis remplacer par les pilules suivantes (2 à 5 par jour) :

Extrait sec de strophantus. . . 001 milligr.

pour une pilule, N° 10, ou cinq gouttes, matin et soir, de teinture de strophantus.

3. Si l'estomac ne supportait pas ces préparations, faire deux à quatre injections hypodermiques par jour de

Caféine. . . . . ⎫
Benzoate de soude. . . . . ⎬ āā 5 gram.

Eau bouillie . . . . Q. S. pour faire 10 cent. cubes de solution.

*V. — Cardiopathie chronique (mitrale) avec anasarque,
hydropisies viscérales.....*

1. Régime lacté absolu et exclusif comme pour III.

2. Quatre fois par jour, prendre avec le lait une cuillerée de

> Extrait total de convallaria .   10 gram.
> Sirop d'éc. d'or. amères. . .   300 cent. cubes.

ou, quatre à six fois par jour, une pilule contenant

> Poudre de scille. . . . . .   0,10 centigr.
> Extrait de scille.   0,05   —
>   Nº 30.

3. Deux fois par semaine, prendre, le soir au coucher,
une pilule de 0,10 à 0,15 centigr. d'aloès ou, le matin,
une cuillerée d'eau-de-vie allemande mêlée à une cuillerée de sirop de nerprun.

4. Ponctions ou mouchetures, suivant les indications,
si nécessaire.

VI. — Cardiopathie chronique (artérielle) avec phénomènes douloureux, angineux, vertigineux.....

1. Lait comme boisson exclusive aux repas, qui seront surtout composés d'aliments maigres : œufs, purées de légumes secs, légumes verts bien cuits, crèmes.....

2. Prendre, à chaque repas, une cuillerée de

> Eau. . . . .   300 gram.
> Iodure de sodium.   10   —

et quatre gouttes de

> Solut. alcool. au centième de
>   trinitrine. . . . .   10 gram.

3. Comme pour V.

4. Si cela ne suffit pas, joindre une à deux injections hypodermiques par jour de

Chlorhydrate de morphine.. 0,10 centigr.'
Sulfate neutre d'atropine. . . 0,005 milligram.
Eau de laurier-cerise... Q. S. p. 10 cent. cubes.

et pendant les crises, inhalation de nitrite d'amyle (en ampoule).

VII. — *Cardiopathies avancées avec cardioplégie*

1. Régime lacté comme pour III. — Ajouter à chaque bol de lait une cuillerée à café de rhum ou de cognac.

2. Trois fois par jour, remplacer cette cuillerée à café par une cuillerée à café de

Teinture de kola . . . .
Teinture de coca . . . . } ãã 50 gram.

ou prendre 2 à 3 pilules par jour, contenant chacune :

Sulfate de spartéine . . . 0,05 centigr.
                                        N° 20.

3. Si cela ne suffit pas, faire, matin et soir, une injection hypodermique de caféine (3 de IV) et donner, toutes les deux heures, une cuillerée de

Acétate d'ammoniaque . . . . 6 gram.
Teinture de noix vomique. . Douze gouttes.
Eau de tilleul . . . . 90 cent. cubes.
Sirop de fleurs d'oranger . . 30   —

4. Toutes les demi-heures, faire faire une inhalation d'oxygène.

*VIII.— Cardiopathie à forme rénale grave (rein cardia-
que) avec phénomènes toxiques (dyspnée, urine très
albumineuse).*

1. Régime lacté exclusif comme pour III.— S'il n'était
pas accepté ou pas toléré, régime maigre : purées de
légumes secs, légumes verts cuits, œufs, fruits, tapioca,
racahout, chocolat, pâtes alimentaires.... Comme boisson exclusive, lait additionné de 60 à 100 gram. de
lactose par 24 heures.— Pas de viande (surtout faisandée ou peu cuite), de bouillon, de potage gras, de
poisson, de salaisons, de charcuterie, de fromages
faits, etc.

2. Avec chacun des petits repas, prendre un cachet
contenant :

Benzonaphtol . . . . . {
Salol. . . . . { āā 0,25 centigr.

N° 40.

et une cuillerée à café de

Eau . . . . 150 gram.
Sulfate de strychnine . . . 0,05 centigr.

3. Inhalation d'oxygène toutes les heures ou toutes
les demi-heures ; 10 litres dans les 24 heures.

Chlorose et Anémies

1. Manger le plus et le mieux possible tout ce que l'estomac digèrera.— Beaucoup de viande de boucherie, mais pas de régime exclusif.

Boire du vin rouge aux repas, coupé avec de l'eau de Bussang.

Vivre au plein air, à la campagne, sans travail intellectuel, sans soucis ni préoccupations.— Marcher et faire des exercices du corps, sans surmenage, dans les limites de l'essoufflement.

Pas de veilles prolongées. Repos au lit d'au moins 8 à 9 heures. Aucun excès.

2. Au milieu de chaque repas, prendre un cachet contenant

Fer réduit . . . . 0,10 à 0,20 centigr..

N° 40.

et immédiatement après, une cuillerée de

Eau . . . . 300 gram.
Acide chlorhydrique. . . . 1   —

Après 2 mois de ce traitement, le remplacer pendant 1 mois par le suivant :

A chaque repas, prendre une cuillerée de

Eau . . . . 300 gram.
Acide chlorhydrique. . . . 3   —
Biphosphate de chaux . . . 10   —

et, dans un demi-verre d'eau vineuse, quatre à six gouttes de

Liqueur de Fowler . . . . ⎱
Gouttes amères de Baumé . ⎰ āā 5 gram.

3. Tous les matins, douche froide, de 20 à 30 secon-

des, en jet, sur tout le corps sauf la tête, suivie d'une friction sèche et d'une promenade.

Continuer cela toute l'année, sauf les mois de gros hiver dans les climats froids.

Si le malade est trop faible ou s'il n'y a pas d'installation hydrothérapique dans la localité, faire tous les matins une immersion totale (jusqu'au cou) et rapide (entrer et sortir) dans une baignoire d'eau froide, sécher rapidement et séjour au lit de 3/4 d'heure à une heure.

4. En été, aller faire une saison d'hydrothérapie dans un établissement spécial ou une cure d'altitude dans les Alpes.

[Pour la chlorose dyspeptique, voir: *Dyspepsies*].

Choléra

I. — *Diarrhée prémonitoire*

1. Repas très surveillés, à heures absolument fixes, uniquement composés de viandes grillée ou rôtie, œufs à la coque, purées de lentilles, fruits cuits. — Ni fruits crus, ni salades, ni bouillon.

2. A chaque repas, prendre un ou deux cachets contenant chacun :

Benzonaphtol . . . . . . 0,20 centigr.
Salicyl. de bismuth . . . 0,30 —

N° 40.

et, dans l'intervalle des repas, boire, par gorgées :

Acide lactique . . . . 5 gram.
Eau sucrée . . . . 1/2 litre

3. Si cela ne suffit pas, prendre après chaque selle un quart de lavement d'eau boriquée (à 2 p. 100) ou d'eau bouillie additionné de six gouttes de laudanum Sydenham, précédé par une large irrigation de l'intestin avec une solution chaude d'acide tannique (5 à 10 gram. par litre avec 30 à 50 gram. de gomme arabique).

Cette irrigation pourrait aussi être faite avec une solution de thymol à 1 p. 1000.

II. — *Choléra confirmé*

1. Lait glacé et champagne frappé comme seule boisson alimentaire : quelques cuillerées toutes les heures.

2. Boire par gorgées, dans les vingt-quatre heures :

Eau sucrée . . . .   1 litre
Acide lactique . . . . 10 gram.
Laudanum de Sydenham . . 1 —
Rhum ou cognac . . . . . .   40 —

3. Frictionner énergiquement les membres à la brosse de flanelle ; bouillottes d'eau chaude le long du corps.

4. Si cela ne suffit pas, faire dans la journée 2 à 8 injections hypodermiques d'éther.

5. En cas d'insuccès de tous ces moyens (1), injection intra-veineuse de 2 litres de la solution suivante chauffée à 38° :

Eau . . . .   1 litre
Chlorure de sodium . . . . . .   5 gram.
Sulfate de soude. . . . . 10 —

Ou bien on fera une abondante injection hypodermique du liquide suivant :

Chlorure de sodium . . . 4 à 8 gram.
Carbonate de soude. . . . 4 à 6 —
Eau stérilisée . . . . . . 1 litre

on se servira d'un injecteur de gynécologie muni d'un trocart ; on peut, paraît-il, injecter, en plusieurs piqûres, sous la peau du ventre, un à deux litres de liquide.

III. — Précautions générales à prendre autour du malade

Surveiller beaucoup le régime, ne boire que de l'eau récemment bouillie. Eviter les refroidissements et le surmenage. Traiter immédiatement la diarrhée.

Prendre en même temps toutes les mesures générales de désinfection. (Voir : *Maladies infectieuses*).

(1) Je dois déclarer que je n'ai pas eu l'occasion d'employer personnellement les moyens proposés dans ce paragraphe.

Chorée de Sydenham

I. — Chorée avec anémie

1. Trois fois par jour, un quart d'heure avant le repas, prendre un cachet contenant :

Antipyrine . .   0,50 centigr. à 1 gram. suivant l'âge.   N° 30.

Continuer cela dix jours.

2. En même temps, faire tous les matins une immersion rapide (entrer et sortir) et totale (jusqu'au cou) dans une baignoire d'eau froide, suivie d'une friction sèche et d'une promenade ou d'un séjour au lit de trois quarts d'heure.

3. A chaque repas, prendre un cachet contenant :

Fer réduit . . . .   0,10 centigr.
                              N° 40.

immédiatement suivi d'une cuillerée de

Eau . . . .   300 gram.
Acide chlorhydrique . . .   1 —

4. Aller ensuite faire une cure de six semaines dans un établissement spécial d'hydrothérapie, comme Lafoux ou Saint-Didier (au printemps ou à l'automne), Brioude, Champel ou Divonne (en été).

5. Manger le plus et le mieux possible tout ce que l'estomac digèrera.

Vie au plein air, à la campagne. Pas ou très peu de travail intellectuel.

II. — Chorée sur fond arthritique (héréditaire ou personnel)

1. Comme pour I.

2. Friction sèche tous les matins à la brosse de flanelle sur tout le corps, et trois fois la semaine. bain sulfureux à 80 gram., d'un quart d'heure.

3. A chaque repas, prendre une cuillerée de

> Eau . . . . 300 gram.
> Arséniate de soude . . . . . 0,10 centigr.

Après 20 jours de traitement, 10 jours de repos. Puis prendre, pendant 20 jours, une cuillerée à chaque repas de

> Eau . . . . 300 gram.
> Biphosphate de chaux . . . 10 —
> Acide lactique . . . . 3 —

Dix jours de repos. Et ainsi de suite en alternant.

4. Aller faire une saison de 20 à 30 jours à Lamalou (au printemps, en été ou à l'automne) ou à Amélie-les-Bains (en hiver).

5. Comme pour I.

Eviter, de plus, le froid humide et les brusques variations de température.

III. — Chorée sur fond lymphaticoscrofuleux

1. Comme pour I.

2. Alterner, jour par jour, une immersion froide (comme 2 de I) et un bain tiède de 10 minutes avec 5 kilogram. de sel marin et une bouteille d'eaux-mères de Salies-de-Béarn : un jour l'un, un jour l'autre.

3. Pendant 20 jours, prendre le matin et à 4 heures, dans un bol de lait, une cuillerée de

Eau. . . . .   300 gram.
Iodure de sodium . . . . .   10 —
Bromure de sodium . · .   20 —
Chlorure de sodium . . .   40 —

Dix jours de repos. Puis prendre pendant 20 jours une cuillerée à chaque repas de

Eau. . . . .   300 gram.
Chlorure d'or et de sodium   0,10 centigr.

Dix jours de repos, et ainsi de suite en alternant.

4. Aller, en été, faire un long séjour au bord de la mer, et y prendre matin et soir des bains de 2 à 5 minutes.

Si la mer n'était pas supportée, aller faire une saison à Uriage, Balaruc, Salins-de-Moutiers ou Salies-de-Béarn.

5. Comme pour I.

Tous ces traitements, sauf le N° 1, devront être continués longtemps, malgré la disparition des mouvements choréiques.

Cirrhose atrophique du foie avec ascite

1. Régime lacté absolu et exclusif : toutes les deux heures, jour et nuit sauf sommeil, prendre un bol de lait. — Aucun autre aliment ni aucune autre boisson.— Ni tabac, ni alcool.

Avec chaque bol de lait, prendre un cachet contenant :

Bicarbonate de soude . .	0,30 centigr.
Benzonaphtol	0,20 —

N° 60.

Quand la saison le permet, ajouter du raisin au lait (cure combinée de lait et de raisin).

2. Dix jours sur vingt, prendre, avec quatre des bols de lait, une pilule contenant

Poudre de scille	0,10 centigr.
Extrait de scille	0,05 —

N° 40.

Les dix autres jours, prendre, dans huit des bols de lait, tous les jours, un paquet contenant

Nitrate de potasse . . .	0,50 centigr.

N° 80.

Et ainsi de suite.

3. Deux fois par semaine, prendre, le soir au coucher, une pilule de 0,10 ou 0,15 centigr. d'aloès.

4. Si l'ascite est très abondante, ne marque aucune tendance à la rétrocession, produit de l'œdème des membres inférieurs et de la dyspnée, pratiquer la paracentèse.

Et immédiatement après, reprendre le régime lacté absolu, sévèrement et strictement.

5. En été, on peut aller, avec profit, faire la cure de lait et de raisin dans une des stations du fond du lac de Genève.

Cirrhose hypertrophique du foie avec ictère

1. Régime lacté : un bol de lait toutes les deux heures, jour et nuit sauf sommeil. On peut remplacer quelques bols de lait (un sur deux) par une purée maigre.

2. Dans chaque bol de lait ou avec chaque purée, prendre un verre à madère d'eau de Vichy et un cachet contenant

Benzonaphtol . . . . $\left.\begin{matrix} \\ \end{matrix}\right\}$ āā 0,20 centigr.
Salol . . . .

N° 40.

3. Tous les soirs, au coucher, prendre une pilule contenant

Extrait de belladone . $\left.\begin{matrix} \\ \end{matrix}\right\}$ āā 0,01 centigr.
Poudre de belladone.

N° 20.

4. Appliquer sur la région hépatique, d'abord des pointes de feu tous les huit jours, plus tard deux cautères.

5. En été (tant que la lésion n'est pas trop avancée), aller faire une saison à Vichy ou mieux à Châtel-Guyon ou à Carlsbad.

6. Ni tabac, ni alcool. — Vie au plein air, sans fatigues.

Coqueluche

1. Isoler le malade autant que possible des autres enfants et des adultes à appareil respiratoire délicat. – Mais ne l'enfermer ni dans la chambre ni même dans la maison : le faire sortir tous les jours, au plein air, à la campagne.

Alimentation ordinaire, tonique.

2. Donner d'abord 1 gram. 20 d'ipéca, en trois paquets ou dans du sirop d'ipéca, en trois fois, de cinq en cinq minutes ; eau tiède ensuite pour faciliter les vomissements.

Renouveler le vomitif tous les huit ou dix jours.

3. Donner quatre cuillerées par jour de

Bromure de potassium..   2 à 10 gram.
Sirop de belladone. . .   20 à 50 cent. cubes.
Eau de tilleul . . . . .   280 à 250   —   —

ou de

Antipyrine . . . . . .   2 à 5 gram.
Sirop de belladone. . .   20 à 50 cent. cubes.
Eau de tilleul . . . . .   280 à 250   —   —

4. Au début de la période de déclin, changement d'air, déplacement.

[Pour les complications bronchopneumoniques, voir: *Bronchopneumonies aiguës*].

Crampe des écrivains

(Impotence fonctionnelle ou professionnelle)

1. Repos absolu au point de vue de la fonction alté-rée : abstention complète de toute écriture.

2. Massage régulier et méthodique quotidien de tous les muscles intervenant dans la fonction troublée.

3. Application de courants continus (5 à 10 milliam-pères) le long des nerfs et des muscles atteints : séance de 20 minutes tous les deux jours, avec 5 minutes de repos au milieu.

4. Prendre à chaque repas quatre à six gouttes de liqueur de Fowler et boire, en mangeant, de l'eau d'Evian additionnée de 0,50 centigram. de benzoate de lithine par litre.

5. Aller, au printemps ou à l'automne, faire une cure hydrothérapique dans un établissement spécial, ou en été une saison à Lamalou.

Croup

1. Appliquer très rigoureusement et dès le début les mesures d'isolement et de désinfection. (Voir: *Maladies infectieuses*).

2. Au début, donner 1 gram. 20 d'ipéca en trois paquets : un toutes les cinq minutes ; eau tiède pour faciliter les vomissements.

Appliquer des sinapismes ou des cataplasmes sinapisés aux membres inférieurs, les remplacer ensuite par des boltes de ouate et de taffetas ciré (du genou au cou-de-pied).

Toutes les deux heures, donner du bouillon suivi d'eau vineuse ou du lait additionné d'une cuillerée à café de rhum ou de cognac ; puis des œufs, de la purée de viande crue, du jus de viande dans les potages ; du champagne, des grogs, du café au rhum...

3. Faire évaporer constamment, dans la chambre, de l'eau phéniquée à 1 ou 1/2 p. 100, dans une casserole sur une veilleuse.

Pulvériser si possible, dans la bouche, de l'eau boriquée, à 2 ou 4 p. 100.

Badigeonner les amygdales et les fausses membranes avec

Camphre.	20	gram.
Huile de ricin	15	—
Alcool à 90°	10	
Acide phénique cristallisé. . .	5	—
Acide tartrique.	1	—

ou avec

Naphtol.	10 gram.
Camphre.	20 —
Glycérine	30 —

Puis faire, si possible, avec un irrigateur, des lavages copieux dans la gorge (la tête du malade étant penchée en avant sur une cuvette) avec de l'eau boriquée bouillie.

4. Outre l'alimentation et les alcooliques indiqués plus haut, donner, toutes les deux heures, une potion avec

Acétate d'ammoniaque. .	3 à 6 gram.
Teinture de cannelle . . .	1 à 2 —
Eau de mélisse.	90 cent. cubes.
Sirop de quinquina . . .	30 — —

Faire, trois ou quatre fois par jour, une injection hypodermique d'éther ou une injection d'un centimètre cube de

Caféine	} āā 2 gram. 50
Benzoate de soude.	
Eau de laurier-cerise	10 cent. cubes.

Faire inhaler de l'oxygène, si possible.

5. Enfin, s'il y a de la dyspnée permanente avec tirage, raucité absolue de la voix et cyanose, sans signes de généralisation des fausses membranes au-dessous du larynx, pratiquer la trachéotomie.

Diabète sucré

I.— *Forme légère et moyenne*

1. Régime sévère.— Pas de sucre ni de féculents sous aucune forme.— Remplacer le pain par du pain de gluten ou de la pomme de terre bouillie ou au four. — Remplacer le sucre par la saccharine ou par la glycérine.

Viandes et poissons de tous genres.— Pas de sauces à la farine, de fritures et en général de préparation culinaire où entre de la farine ou du lait.— Beaucoup d'aliments gras (du moins tous ceux qui seront digérés).

Tous les légumes frais, sauf les carottes et les betteraves.

Pas de fruits, sauf des groseilles et les noix sèches.

Boire aux repas du vin coupé avec de l'eau de Vichy ou de l'eau de Vals.

Dans l'intervalle des repas, boire de la décoction de quinquina, à 15 gram. par litre (ébullition de 15 à 20 minutes).

2. Tous les jours, douche froide, en jet, de 30 secondes, sur tout le corps sauf la tête, suivie d'une friction sèche, à la brosse, sur tout le corps, et d'une promenade.

Vie au plein air ; exercices du corps ; promenades, escrime, sans surmenage.— Peu ou pas de travaux intellectuels.— Pas de préoccupations morales.— Ni tabac, ni alcool. Aucun excès.

Analyser l'urine et doser le sucre par 24 heures, au moins tous les mois.

3. Tous les ans, saison à Vichy.

II.— Cas plus graves

1, 2 et 3. Comme pour I.

4. Ajouter dans l'eau de table 0,50 centigr. de benzoate de lithine par bouteille et prendre tous les jours
(avec les aliments) une à cinq pilules contenant chacune:

    Arséniate de soude . . .   0,002 milligr.

    Extrait thébaïque . . . .   0,05 centigr.

    Extrait de valériane . . .   0,02   —

                           N° 60.

une par jour les premiers jours ; augmenter d'une tous
les 5 jours jusqu'à 5 par jour ; puis redescendre de la
même manière. Et ainsi de suite, en oscillant de 1 à 5
et de 5 à 1 par jour.

III.— Formes nerveuses avec grande polyurie

1, 2 et 3. Comme pour I.

4. Prendre tous les jours une à quatre cuillerées de

    Eau . . . .   300 gram.

    Bromure de sodium   20   —

    Antipyrine.   10   —

et une à quatre pilules contenant chacune

    Sulfate de strychnine. . . .   0,001 milligr.

                       N° 20.

une cuillerée et une pilule par jour les premiers jours ;
augmenter d'une cuillerée et d'une pilule tous les cinq
jours jusqu'à 4 par jour ; puis redescendre de la même
manière. Et ainsi de suite, en oscillant de 1 à 4 et de 4
à 1 par jour.

Dysenterie

1. Prendre, le matin à jeun, une bouteille d'eau de Rubinat.

2. Ensuite prendre du lait toutes les deux heures et, avec chaque bol de lait, un cachet contenant

Benzonaphtol . . . . . ⎰
Salicylate de bismuth.. ⎱ āā 0,25 centigr.

N° 60.

3. Si cela ne suffit pas, prendre, en plus, toutes les deux heures (l'heure intercalaire), une cuillerée de

Ipéca. . . . · . . . . . . 4 à 6 gram.

Faire infuser dans

Eau . . . . · 100 gram.

Passer et ajouter:

Sirop diacode. . . . . . . 30 cent. cubes

4. Prendre, matin et soir, un lavement avec 4 gram. de salicylate de bismuth et dix gouttes de laudanum de Sydenham.

5. Après l'amélioration, ne revenir que très progressivement à l'alimentation mixte et ordinaire.

Continuer très longtemps les cachets antiseptiques.

6. Prendre, pour la désinfection des selles, les précautions indiquées au mot *Maladies infectieuses* (2 de I).

7. Aller, l'été suivant, faire une saison à Plombières.

Dyspepsies

I. — Dyspepsie atonique avec dilatation moyenne
de l'estomac

1. Régime : Trois repas par jour, à heures très fixes, le matin à 8 heures, à midi et à 8 heures du soir. Absolument rien dans l'intervalle des repas, sous aucune forme.

Le matin, deux œufs à la coque. A midi, un plat de viande froide ou très cuite, un plat de poisson bouilli ou de légumes verts bien cuits, des fruits cuits. Le soir, même menu avec une purée de légumes en plus. Pas de gibier, de charcuterie, de crustacés, de sauces, ni de bouillons clairs.

Boire aux repas du vin blanc coupé avec de l'eau de Bussang, en petite quantité, strictement à la soif, avec un verre à Bordeaux.

Mastiquer avec soin et bien insaliver les aliments.

2. A chacun de ces trois repas, prendre un cachet contenant :

Naphtol.	0,20 centigr.
Benzonaphtol	0,30 —
	N° 60.

et une cuillerée à café de

Eau	150 gram.
Sulfate de strychnine . . .	0,05 centigr.

ou une cuillerée de

Eau	300 gram.
Acide chlorhydrique . . .	1 —

3. Tous les matins, friction sèche et massage de tout le corps (ventre compris).

Ou mieux, s'il n'y a pas de contre-indication d'autre part, douche froide quotidienne de 20 secondes, en jet brisé sur tout le corps, sauf la tête, en jet plein sur les membres inférieurs, suivie d'une friction sèche ou d'une promenade (ou d'un séjour au lit de 3/4 d'heure, si la promenade était impossible).

Vie au plein air; exercices du corps; pas de sédentaréité ni de travail cérébral exagéré.

4. En été, saison à Vals, Royat ou Vichy.

II.— Dilatation (forte) de l'estomac

1. Essayer tout le traitement (1, 2 et 3) de I; si cela ne suffit pas :

2. Faire, tous les jours d'abord, trois fois la semaine ensuite, un lavage de l'estomac avec de l'eau additionnée de bicarbonate de soude, à 4 grammes par litre ou d'acide borique à 2 p. 100.

3. Faire régulièrement et méthodiquement masser la région stomacale et appliquer des courants continus faibles, puis moyens, un pôle au bas de la colonne vertébrale, l'autre sur l'estomac.

4. Si tout cela ne suffit pas, régime lacté absolu et exclusif : une tasse de lait toutes les deux heures, jour et nuit sauf sommeil ; aucun autre aliment ni aucune autre boisson.

[Tous ces traitements, quels qu'ils soient, doivent être continués fort longtemps et n'être modifiés, suspendus ou interrompus que sur ordre médical].

III.— Dyspepsie atonique et douloureuse

1. Même régime que pour I, sauf la prescription des liquides qui sera moins rigoureuse.

2. A chacun des trois repas, mêmes cachets que
pour I (2); les faire suivre d'une cuillerée de

Eau chloroformée saturée . .	150 cent. cubes
Eau de tilleul.	100 —
Sirop de fleurs d'oranger. . .	50 —

ou de

Eau	300 gram.
Bromure de strontium pur . .	20 —

ou d'une pilule contenant

Extrait gras de cannabis . . .   0,03 centigr.

3. Même hygiène que 3 de I.

4. En été, saison à Royat.

IV.— *Dyspepsie avec vomissements*

1. Comme régime, essayer celui de I (1), en remplaçant l'eau de Bussang par de l'eau de Seltz ou toute la
boisson par du champagne frappé.

Si ce régime n'est pas supporté, prendre, comme
unique aliment, toutes les deux heures, un bol de lait
glacé; ne revenir à l'alimentation mixte et au régime
ordinaire que quand les vomissements auront totale-
ment disparu.

2. Un quart d'heure avant chaque repas, prendre une
cuillerée d'eau chloroformée (III, 2) ou une cuillerée à
café de sirop de morphine.

Si c'est nécessaire, prendre, dans l'intervalle des repas, une cuillerée à café, toutes les deux heures, de

Menthol.	1 gram.
Alcool.	20 —
Sirop.	30 —

3. Faire des pulvérisations d'éther sur le creux épi-
gastrique, ou appliquer une mouche sur la même ré-

gion; ou encore faire une injection hypodermique d'un demi-centigr. de chlorhydrate de morphine avec un demi-milligr. de sulfate neutre d'atropine.

4. Si tout cela ne suffisait pas, faire le lavage de l'estomac et introduire ensuite les aliments avec la sonde: 100 à 400 gram. de poudre de viande par jour, délayés avec du sirop de punch dans une suffisante quantité de lait pour que le mélange soit bien liquide.

V.— *Dyspepsie avec constipation opiniâtre*

1. Même régularité de repas que pour I, mais avec une beaucoup plus grande latitude pour le choix des aliments.— Beaucoup de légumes verts, de fruits ; pain de son.

Aller à la selle, ou tout au moins essayer d'y aller, tous les jours à la même heure.

2. A chaque repas, prendre un cachet contenant

Cascara sagrada . . . . . .   0,25 centigr.

N° 40.

ou

Naphtol . . . .   0,20 centigr.
Magnésie calcinée   0,30   —

N° 40.

ou une cuillerée à café de

Soufre sublimé . . . . ⎫
Crème de tartre . . . . ⎬ ãã
Magnésie calcinée. . . . . . ⎭

et, tous les soirs au coucher, une pilule contenant

Poudre de belladone . . . ⎫ ãã 0,01 centigr.
Extrait de belladone. . . . ⎭

N° 20.

ou

Poudre de belladone . . . ⎫
Extrait de belladone . . . ⎬ ãã 0,01 centigr.
Podophyllin. . . . . . . ⎭

N° 20.

3. Comme 3 de I.

4. En été, saison à Châtel-Guyon.

[Pour le cas d'*Occlusion intestinale,* voir ce mot].

VI.— Dyspepsie avec diarrhée

1. Repas à heures toujours très régulières, uniquement composés de purées (sans bouillon), viandes
crue, grillée ou rôtie, œufs à la coque.— Vin coupé
avec de l'eau de Vichy (Hauterive ou Saint-Yorre).

2. A chaque repas, prendre quatre gouttes de

Gouttes noires anglaises . . ⎧
Gouttes amères de Baumé . ⎨ ãã 5 gram.

ou un cachet contenant

Benzonaphtol. . . . . . . ⎧
Salicyl. de bismuth . . . . ⎨ ãã 0,25 centigr.

3. Boire dans l'intervalle des repas, par gorgée, de
temps en temps

Eau . . . . 1 litre

Acide lactique. . . . . 10 gram.

4. Si cela ne suffisait pas, ajouter, après chaque
selle, un quart de lavement additionné de quatre à six
gouttes de laudanum de Sydenham.

5. Si c'était encore insuffisant, instituer le régime
lacté absolu et exclusif: toutes les deux heures, jour et
nuit sauf sommeil, prendre un bol de lait, et, avec
chaque bol de lait, un cachet comme au N° 2 ou une
cuillerée de

Eau. . . . . 300 gram.

Acide lactique   5   —

6. En été, saison à Plombières.

VII. — *Dyspepsie acide (hyperchlorhydrique)*

1. Trois repas par jour, à heures très fixes (7 ou 8 h. matin, 11 h. ou midi, 7 ou 8 h. soir), spécialement composés de légumes verts bien cuits, œufs, laitage ; peu de viande et seulement bien cuite; peu de féculents et seulement en purées ; pas d'alcool ni d'assaisonnements. Lait ou thé léger comme boisson.

2. A la fin de chacun de ces trois repas, et chacune des deux heures qui suivent les deux principaux repas, soit sept fois par jour, prendre un paquet contenant

Bicarbonate de soude. ·. . .   2 gram.

Craie préparée..   1   —

N° 60.

3. En été, aller faire une saison à Vals ou à Vichy.

VIII. — *Dyspepsie hypochlorhydrique*

1. Trois repas par jour, bien réglés comme heures, comme pour VII, et composés spécialement de viandes (bien divisées), bouillon, œufs, laitage, vin ou boissons légèrement alcooliques, laitage, poisson blanc.

2. A chaque repas (et s'il le faut au commencement et à la fin de chaque repas) ,prendre une cuillerée de

Eau. . . . . 300 gram.

Acide chlorhydrique   1   —

3 et 4. Comme pour I.

IX. — *Dyspepsie avec anorexie*

1. Heures de repas toujours très régulières ; mais grande latitude pour le choix des aliments : le malade peut manger tout ce qu'il digère et dont il a envie.

2. Avec le premier repas, prendre une cuillerée à café de

Teinture de kola . . . . . ⎫ āā 50 gram.
Teinture de coca . . . . . ⎭

et avec chacun des deux autres repas, une cuillerée de vin de gentiane ou une cuillerée à café de

Teinture de noix vomique. .   5 gram.
Gouttes amères de Baumé. ⎫ āā 10   —
Teinture de gentiane . . . ⎭

Teint. de rhubarbe comp. . ⎫ āā 20   —
Eau dist. de laurier-cerise . ⎭
Eau de menthe.   35   —

3. Vie au plein air ; exercices du corps sans surmenage.

Friction sèche et massage sur tout le corps, ou, si c'est possible, hydrothérapie tous les jours.

Embarras gastrique fébrile

Le premier jour, prendre 1 gr. 20 d'ipéca en trois paquets : un paquet toutes les 5 minutes ; boire un peu d'eau tiède lors des nausées et des vomissements. — Après la cessation des vomissements, bouillon ou lait toutes les deux heures.

Le deuxième jour, prendre une bouteille d'eau de Villacabras, le matin à jeun.

Ce jour-là et les jours suivants, tant qu'il y a de la fièvre, prendre, toutes les deux heures (jour et nuit sauf sommeil), du lait ou un bouillon avec du jus de viande (eau vineuse à la suite).

Avec chacun de ces petits repas, prendre un cachet contenant

Naphtol . . . .
Benzonaphtol. . . . . . ⟩ $\bar{a}\bar{a}$ 0,10 centigr.

N° 40.

Après la cessation de la fièvre, augmenter progressivement et lentement l'alimentation, en continuant les cachets et en ajoutant deux cuillerées par jour de

Vin de quinquina. . . . . . Demi-litre.
Liqueur de Fowler . . . .
Teinture de Baumé . . . . ⟩ $\bar{a}\bar{a}$ 5 gram.

Epilepsie

1. Bromure de potassium . . . 100 gram.
    Arséniate de soude. . . . . 0,15 centigr.
    Eau. . . . . 1 litre.

Prendre aux repas : une cuillerée par jour pendant
cinq jours ; deux cuillerées pendant cinq jours, et ainsi
de suite, en augmentant d'une cuillerée tous les cinq
jours jusqu'à cinq par jour. — Puis redescendre d'une
tous les cinq jours jusqu'à deux : remonter à cinq. —
Et ainsi de suite : osciller de deux à cinq et de cinq
à deux cuillerées par jour.

Continuer cela pendant très longtemps et avec une
exactitude absolue, sans manquer un seul jour et sans
interrompre sous aucun prétexte, sauf avis médical.

2. Tous les soirs, au coucher, prendre une pilule
contenant

    Poudre de belladone . . . ⎱
    Extrait de belladone . . . ⎰ āā 0,01 centigr.

N° 20.

3. Tous les matins, lotion froide à l'éponge sur tout
le corps, sauf la tête ; sécher rapidement et se remettre
au lit pendant trois quarts d'heure.

4. Pas de travail intellectuel. Aucune préoccupation.
Vie au plein air. Ni tabac ni alcool. Aucun excès.

Erysipèle de la face

1. Isoler le malade dans une chambre aérée et maintenue à une température uniforme.

Prendre toutes les dispositions générales indiquées au mot : *Maladies infectieuses*.

2. Tenir le malade au lit.

Donner, toutes les deux heures, jour et nuit sauf sommeil, un bol de lait ou un bol de bouillon.

3. S'il y a de l'embarras gastrique, donner 1 gram. 20 d'ipéca en trois paquets : un toutes les cinq minutes. Eau tiède ensuite pour faciliter les vomissements.

4. Avec chaque prise de lait ou de bouillon, prendre un cachet contenant

Benzonaphtol. . . . . . }
Salol. . . . . } āā 0,20 centigr.

N° 40.

Dans l'intervalle, boire, comme tisane, de l'eau de veau ou de l'eau additionnée de 0,01 centigr. de tartre stibié par litre.

5. Saupoudrer les parties atteintes avec

Salicyl. de bismuth · . . . . |
Poudre d'amidon . . . . . . | āā

(Usage. ext.)

6. Si la fièvre prend le caractère rémittent, donner, tous les jours, trois à cinq cachets contenant chacun :

Bromhydrate de quinine . .   0,20 centigr.

7. A la fin de la maladie, prendre une purgation (eau de Villacabras ou de Rubinat).

Commencer ensuite l'alimentation progressive : jus de viande, bouillon à la boule ; œufs, poisson, etc.

Tous les jours, 2 à 3 cuillerées à café de

Teinture de kola . . . .⎫
Teinture de coca . . .⎬ āā 50 cent. cubes.

Liqueur de Fowler... .   Soixante gouttes.

ou 2 à 3 cuillerées de

Extrait alcool. de quinquina. .   6 gram,

Arséniate de soude . . . . . . 0,05 centigr.

Glycérine neutre . . . . 50 cent. cubes.

Sirop d'éc. d'or. amères 250   —

Fièvre intermittente paludéenne (Malaria)

I. — Fièvre intermittente (non pernicieuse) avec
embarras gastrique

Donner 1 gram. 20 d'ipéca en 3 paquets : 1 paquet toutes les 5 minutes. — Donner de l'eau tiède dès l'apparition des nausées et faciliter les vomissements et empêcher les envies de vomir à vide.

Ensuite donner :

Bromhydrate de quinine . . . 1 gram.
divisé en 3 cachets.

Le premier cachet 10 heures, le deuxième 8 heures et le troisième 6 heures avant l'heure présumée de l'accès.

Si les cachets échouaient, donner :

Sulfate de quinine . . . . 1 gram.
Acide tartrique . . . . 0,50 centigr.
Eau . . . . 45 gram.

en trois fois, de 2 en 2 heures, 10, 8 et 6 heures avant l'accès.

[Chez les enfants, le sel de quinine sera donné en poudre dans du café].

Continuer la quinine régulièrement, aux heures ci-dessus, jusqu'à la disparition complète (au thermomètre) de trois accès consécutifs.

A ce moment, suspendre.

Reprendre ensuite 1 gram. de quinine (en 3 fois) tous les 8 jours, le jour de la semaine correspondant au dernier jour d'administration continue.

Continuer cela un mois ou deux, suivant l'ancienneté de la maladie.

Les six autres jours de la semaine, prendre à chaque repas une cuillerée de

       Eau . . . . 300 gram.

       Acide arsénieux . . . . . . 0,05 centigr.

et boire, demi-heure avant chaque repas, une tasse de la décoction suivante :

       Quinquina . . . . 15 gram.

       Ecorces d'oranges amères . . 10   —

Faire bouillir dans 1 litre d'eau pendant 15 à 20 minutes ; passer et laisser refroidir.

II. — Fièvre intermittente très grave (pernicieuse)

Faire immédiatement (quelle que soit la période de l'accès) une injection hypodermique (en quatre piqûres) de

       Bromhydrate de quinine. . . 1 gram.

       Acide tartrique. . . . . . . 0,55 centigr.

       Eau bouillie . . . . . Q. S. pour 4 cent. cubes
                          de solution.

S'il y a adynamie et tendance au collapsus, couvrir les membres de sinapismes, faire toutes les demi-heures une injection hypodermique d'éther et donner toutes les demi-heures une cuillerée de la potion suivante, dans une infusion chaude de tilleul et de feuilles d'oranger :

       Acétate d'ammoniaque . . . 5 gram.

       Teinture de cannelle 10   —

       Eau de tilleul . . . . . . }
       Eau de mélisse . . . . . } ãã 45 cent. cubes.

       Sirop de fleurs d'oranger . . 30   —

Dès la défervescence de l'accès (apparition des sueurs, descente du thermomètre), injecter sous la peau une nouvelle dose d'un gramme de quinine.

Quand on est maître de l'accès, continuer l'administration de la quinine par la voie gastrique et suivre les règles I.

III.—Intoxication paludéenne chronique (diathèse) avec engorgement du foie et de la rate

Dans les périodes d'accès, employer la quinine suivant les règles ci-dessus.

En dehors de ces périodes, prendre, vingt jours par mois (pendant fort longtemps), une cuillerée à chaque repas de

Vin de quinquina. . . . . .   1 litre.
Liqueur de Fowler . . . .   10 gram.

Vie au plein air, loin des marais. — Friction sèche tous les matins sur les quatre membres. — Manger le plus et le mieux possible. — Repos physique et moral.

Aller, en été, faire une saison à Vichy.

IV. — Cachexie paludéenne

Mêmes règles pour les périodes d'accès.

En dehors de cela, prendre, vingt jours par mois, à chaque repas, un cachet contenant

Fer réduit. . . . .   0,10 centigr.
                                            Nº 40.

et, immédiatement après, une cuillerée de

Eau. . . . .   300 gram.
Acide chlorhydrique   1   —

Tous les matins, douche froide de 30 secondes, en jet brisé sur tout le corps, en jet plein sur la colonne vertébrale, le foie, la rate et les membres inférieurs.

Aller, en été, faire une saison à la Bourboule.

V.— Complication respiratoire de la fièvre intermittente
(fièvre pneumo-paludéenne)

Mêmes règles de traitement que pour la fièvre intermittente non accompagnée.

Si la lésion locale (pulmonaire) résiste, appliquer *loco dolenti* un vésicatoire de 8 sur 10 centimètres, fortement camphré et recouvert d'un papier de soie huilé.

Plus tard, s'il y a lieu, appliquer, tous les huit jours, des pointes de feu superficielles sur la région thoracique atteinte.

Fièvre typhoïde

I. — Période de début à diagnostic encore incertain

Voir : *Embarras gastrique fébrile.*

II. — Forme légère

1. Toutes les deux heures, jour et nuit sauf sommeil, prendre un bol de lait ou du bouillon additionné de jus de viande et suivi d'un peu d'eau vineuse.

Avec chacun de ces petits repas, prendre un cachet contenant

Naphtol . . . . 0,10 centigr.
Benzonaphtol. 0,20   —
N° 60.

2. Matin et soir, bain tiède de 30° centigr. de 10 minutes ; à la suite, sécher rapidement, sans frotter, et placer le malade dans un lit propre.

3. Ne pas craindre de laisser boire, à la soif, dans l'intervalle des petits repas, de l'eau vineuse ou de l'infusion de tilleul et d'oranger.

III. — Forme moyenne

Même régime et mêmes cachets (II, 1).
Trois bains par jour *ut supra* (II, 2).
Dans l'intervalle, trois lotions tièdes à l'éponge, suivies comme les bains.

IV. — Forme grave

Même régime et mêmes cachets (II. 1).
Un bain *ut supra* toutes les 3 heures jour et nuit.
(II, 2).

V. — Fièvre typhoïde avec hypotension cardiovasculaire très marquée

Ajouter au traitement IV une injection hypodermique, matin et soir, d'un centimètre cube de la solution
suivante :

Caféine . . . · . . . . $\left\{\right.$ ãã 5 gram.
Benzoate de soude . . $\left.\right\}$
Eau de laurier-cerise . . Q. S. pour 10 centim.
                              cubes de solution.

VI. — Fièvre typhoïde avec complications cérébro-spinales (forme ataxoadynamique)

Même régime, mêmes cachets et mêmes bains que IV.
De plus, à la fin de chaque bain, faire une affusion froide en versant un arrosoir d'eau, de très près,
sur la tête.

VII. — Fièvre typhoïde avec complications respiratoires

Même régime, mêmes cachets et mêmes bains que IV.
De plus, donner toutes les deux heures (l'heure qui
sépare les repas) une cuillerée de

Ergotine . . . . 2 gram.
Julep gommeux . . . . . . 120 cent. cubes.
et appliquer sur la partie malade un vésicatoire recou-

vert d'un papier de soie huilé, que l'on pansera ensuite avec la ouate hydrophile antiseptique.

VIII. — Fièvre typhoïde avec diarrhée très abondante

1. Lait toutes les deux heures (sans bouillon).
2. Mêmes bains que IV.
3. Donner, le matin, un verre à Bordeaux de Janos (un seul jour) et ensuite, tous les jours, avec chaque prise de lait, un cachet contenant :

  Bétol . . . . 0,20 centigr.
  Salicylate de bismuth . . 0,30 —
          N° 40.

IX. — Recommandations générales

à ajouter à toutes les consultations (II à VII) concernant la fièvre typhoïde. Voir : *Maladies infectieuses; procédés généraux de désinfection.*

X.— Fièvre typhoïde à la période de convalescence

Diminuer le nombre des bains au fur et à mesure que la température descend. Quand elle est au-dessous de 38°, on peut supprimer le bain suivant.

L'apyrexie n'est constituée que quand le thermomètre est matin et soir au-dessous de 37°. Alors seulement on commencera à alimenter en substituant les potages aux bouillons, en ajoutant les œufs à la coque, puis la cervelle, la mie de pain, les soupes, la viande bien cuite, le poisson, etc.

Continuer tout ce temps à prendre régulièrement les températures et ne faire de nouveau progrès dans l'ali-

mentation que quand le progrès précédent n'a amené
aucune élévation thermique.

XI. — Eschares de la fièvre typhoïde

Très grande propreté des draps qui doivent être aussi
bien tendus que possible.

Laver trois fois par jour avec de l'eau boriquée à 4 p.
100 et saupoudrer ensuite largement avec de la poudre
d'iodoforme desodoré ou d'iodol.

XII. — Convalescences traînantes

Prendre deux fois par jour, avec les repas, une cuillerée
de

Vin de quinquina . . . } āā 250 cent. cubes.
Vin de gentiane . . . . }

Liqueur de Fowler. . .   5 gram.

et deux fois par jour, avec les repas aussi, une cuillerée
de

Extrait hydroalcoolique de kola. .   10 gram.
Sirop d'écorces d'oranges amères.   300 cent. cubes.

Fièvres éruptives

(Rougeole, scarlatine, variole)

1. Isoler le malade dans une chambre bien aérée et maintenue à une température uniforme; prendre toutes les précautions de désinfection indiquées au mot : *Maladies infectieuses*. — Dans le cas de variole, revacciner immédiatement tout le personnel de la maison, de la famille et même, si possible, de la localité.

(L'isolement ne devra cesser qu'après la guérison très complète, une ou deux sorties à l'air libre et un grand bain général).

Tenir le malade au lit et lui donner toutes les deux heures, jour et nuit sauf sommeil, du bouillon ou du lait (dans la scarlatine, exclusivement du lait). — Dès que la fièvre est tombée, ajouter du jus de viande, puis des œufs et arriver progressivement, mais assez vite, à une alimentation tonique.

Dans l'intervalle des petits repas indiqués, boire de l'infusion chaude de tilleul avec une feuille d'oranger. — Aucun autre traitement s'il n'y a pas d'indication particulière ni de complication.

Ausculter tous les jours (surtout dans la rougeole) et analyser l'urine tous les deux jours (surtout dans la scarlatine).

2. S'il y a de l'embarras gastrique au début, ne pas employer le purgatif, mais donner 1 gram. 20 d'ipéca en 3 paquets, un toutes les 5 minutes ; eau tiède à la suite pour faciliter les vomissements.

Si l'embarras gastrique avec anorexie persiste au déclin et dans la convalescence, donner, trois matins de suite, un verre d'eau de Janos.

3. Si l'éruption se fait mal ou trop lentement, donner, toutes les deux heures, une cuillerée de

Acétate d'ammoniaque . . . 5 à 10 gram.
Teinture d'aconit · . . Douze à quinze gouttes.
Eau de tilleul . . . . . 90 cent. cubes.
Sirop de fleurs d'oranger . 30 —

Appliquer des sinapismes aux membres ou bien les envelopper dans de grands cataplasmes sinapisés (moitié farine de lin, moitié moutarde), que l'on remplace ensuite par des bottes ou des manchons de ouate et de taffetas ciré.

4. S'il y a des phénomènes nerveux graves (spécialement dans la variole), donner, toutes les deux heures, une cuillerée de

Extrait thébaïque . . . 0,05 à 0,10 centigr.
Liqueur d'Hoffmann. Vingt à quarante gouttes.
Eau de tilleul . . . . . 90 cent. cubes.
Sirop de fleurs d'oranger. 30 —

5. S'il y a collapsus ou tendance au collapsus ou adynamie profonde, mettre dans le lait du rhum ou du cognac (2 verres à liqueur par 24 heures) et trois fois par jour une cuillerée à café de

Teinture de kola . ⎰
Teinture de coca . ⎱ āā 50 cent. cubes.
Liqueur de Fowler . . Soixante gouttes.

Faire des injections hypodermiques d'éther (2 à 4 par jour) ou de la solution suivante :

Caféine . . . . ⎰
Benzoate de soude . . . ⎱ āā 5 gram.
Eau dist. bouillie. . . Q. S. pour 10 cent. cubes
de solution.

Faire trois ou quatre fois par jour des inhalations d'oxygène : un quart d'heure chaque fois avec des repos toutes les 2 ou 3 minutes.

6. Si la convalescence est lente et traînante, forcer l'alimentation tonique (jus de viande, viande crue en purée ou en boulettes....), boire de l'eau d'Orezza ou de Pardina aux repas, prendre 1 à 3 verres à liqueur par jour de

Extrait alcool. de quinquina . . 6 gram.
Arséniate de soude . . . . . . 0,05 centigr.
Glycérine neutre . . . . 50 cent. cubes.
Sirop d'éc. d'oranges amères . 250   —

Vie au plein air. Voyage sur le littoral méditerranéen si c'est en hiver, dans les Alpes si c'est en été.

(Pour les complications, voir les mots correspondants comme *Bronchopneumonies, néphrite aiguë....*).

Gastroentérite des enfants du premier âge

(Dyspepsie des nouveau-nés, du sevrage et de la dentition. —
Cholera infantilis.)

I. — *Pendant l'allaitement*

1. Supprimer toute alimentation autre que le lait de
la nourrice.

Régler rigoureusement les tétées toutes les deux
heures.

2. Après chaque tétée, donner une cuillerée à café
d'eau seconde de chaux, et, si l'enfant a trop soif dans
l'intervalle des tétées, permettre quelques cuillerées à
café d'eau de Vichy (Hauterive ou St-Yorre).

Si cela ne réussit pas, donner après chaque tétée
une cuillerée de

Eau. . . . . 300 gram.
Acide lactique. . . . . 5 —

et en permettre quelques cuillerées entre les tétées.

3. Donner, matin et soir, un bain tiède de 5 à 10
minutes.

Maintenir constamment sur le ventre un cataplasme
mince de farine de lin, entre deux linges.

Administrer, matin et soir, un lavement de décoction
de graines de lin.

4. Vie au plein air, à l'abri des excès de température.
Eviter spécialement les chaleurs, et, si on est en été,
envoyer l'enfant à la montagne dans un climat frais
d'altitude moyenne.

II. — *Après le sevrage*

1. Régler les repas d'une manière absolument sévère : toutes les trois heures, un œuf à la coque, une purée et un bol de lait.

Si cela ne suffit pas, régime lacté absolu. Avoir une bonne vache (dont on surveille l'alimentation, à la campagne) ou une ânesse et donner, toutes les deux heures, une tasse ou un bol de lait, jour et nuit sauf sommeil. Aucun autre aliment ni aucune autre boisson.

2. Comme pour I, en remplaçant les tétées par les prises de lait ci-dessus.

3 et 4. Comme pour I.

III. — *Cas graves*

1. Si le régime lacté n'est pas supporté, supprimer le lait et donner toutes les deux heures de la purée de viande crue avec un peu de bouillon froid.

2. Après ces petits repas et dans l'intervalle, donner par gorgées le mélange suivant :

Acide lactique . . . .   5 gram.
Laudanum de Sydenham. . .   Une goutte.
Rhum ou cognac . . . .   30 gram.
Eau sucrée. . . . . . . Q. S. pour demi-litre.

3 et 4. Comme pour I.

En été et dans le Midi, le déplacement immédiat de l'enfant vers la montagne s'impose et peut le ressusciter, même mourant.

IV. — *Après la maladie*

1. Surveiller très sévèrement et pendant très longtemps le régime de l'enfant. Régler toujours les repas très exactement comme heure et comme composition. Ne rien permettre entre les repas sous aucune forme et sous aucun prétexte.

Maintenir longtemps au lait, aux œufs, purées de viandes, farines alimentaires diverses. N'arriver que plus tard aux aliments ordinaires.

Eviter la diarrhée et la constipation. Assurer une selle régulière quotidienne.

2. A chaque repas, donner une cuillerée à café, à dessert ou à soupe (suivant l'âge) de

Biphosphate de chaux . . . 10 gram.
Acide lactique ou chlorhydr. 3   —
Eau. 300   —

3. Deux fois par an, donner à domicile vingt bains tièdes de 10 minutes avec 3 à 5 kilogrammes de sel marin et une demi-bouteille à une bouteille d'eaux-mères de Salies-de-Béarn : un tous les jours.

Tout le reste de l'année, lavage à l'eau froide très rapide, sur tout le corps, tous les matins.

Vie extérieure au plein air. Peu de travail intellectuel. Exercices du corps, gymnase, sans surmenage.

4. En été, saison à la mer ; séjour prolongé au bord de la mer et deux bains par jour de 5 à 10 minutes ; ou saison à Salies-de-Béarn, Salins-de-Moutiers, Balaruc ou eaux semblables (traitement purement externe).

Goutte

I.— Crise articulaire aiguë

1. Séjour au lit dans une chambre bien aérée et maintenue à une température uniforme.

Toutes les deux heures, jour et nuit sauf sommeil, prendre un bol de lait.

2. Toutes les deux heures, prendre une cuillerée de

Salicylate de soude. . . .   2 à 4 gram.

Eau de tilleul. . . . . .   90 cent. cubes.

Sirop de fleurs d'oranger .   30   —

et, dans l'intervalle, boire comme tisane de l'eau de Vittel ou d'Evian additionnée de 0,50 centigr. de benzoate de lithine par litre.

3. Oindre les articulations malades avec

Baume tranquille . . . .)

Laudanum de Sydenham . . . . } ãã

Chloroforme . . . .)

(Us. ext.)

et les envelopper de ouate.

4. Prendre, le soir au coucher, une pilule contenant

Poudre de belladone . . {

Extrait de belladone. . .{   ãã 0,01 centigr.

N° 20.

et, au besoin, le matin, un verre à Bordeaux de Janos.

II.— Crise subaiguë, prolongée

1. Repas composés de œufs, purées de légumes secs, légumes verts cuits, lait.

2. Deux fois par jour, avec les repas, prendre une cuillerée de

Eau . . . .   300 gram.

Salicyl. de lithine.   10   —

et, tous les 8 jours, le soir au coucher, prendre une pilule de 0,10 à 0,15 centigr. d'aloès.

3. Demi-heure avant chaque repas, prendre un demi-verre d'eau de Vichy (Hauterive ou St-Yorre).

4. Frictionner les articulations malades avec du baume opodeldoch ou les badigeonner avec de la teinture d'iode : flanelle autour de l'articulation.

III. — En dehors des crises

1. Ni gibier, ni alcool, ni tabac. Aucun excès.

Peu de travail intellectuel. Pas de sédentaréité. Vie au plein air. Exercices du corps : marche, chasse, escrime, gymnastique.

Friction tous les matins, sur tout le corps, à la brosse de flanelle.

Viandes en quantité modérée et plutôt des viandes blanches bien cuites ; œufs ; beaucoup d'aliments végétaux : légumes verts bien cuits, purées de légumes secs. Peu de pain. Beaucoup de fruits.

Vin blanc coupé avec de l'eau de Vittel, d'Evian ou de Contrexeville comme boisson habituelle aux repas.

2. Vingt jours par mois, prendre, demi-heure avant chaque repas, un verre à Bordeaux d'eau de Vichy (Hauterive ou St-Yorre) additionnée de 0,25 centigr. de benzoate de lithine ;

Et, tous les huit jours, le soir au coucher, prendre une pilule de 0,10 à 0,15 centigr. d'aloès.

3. Deux fois par an, au printemps et à l'automne,

prendre, à domicile, 25 bouteilles d'eau de Vittel (Grande
Source) ou d'Evian; tous les matins, une bouteille, entre
les deux déjeuners, par demi-verre, de demi-heure en
demi-heure, en promenant dans l'intervalle.

4. En été, aller faire une saison à Vichy.

5. Analyser l'urine tous les mois.

Grippe

I.— Forme ordinaire, nerveuse

Si la langue est salé et qu'il y ait des nausées, donner 1 gr. 20 d'ipéca en 3 paquets, un paquet toutes les 5 minutes (avec un peu d'eau tiède ensuite).

Envelopper, en même temps, les pieds et les chevilles avec de la ouate et du taffetas ciré.

Après les vomissements, donner toutes les deux heures du bouillon ou du lait et toutes les deux heures (l'autre heure) une cuillerée de

     Antipyrine. . . . .   2 gram.
     Teinture d'aconit. . . . . .   Quinze gouttes
     Eau de tilleul . . . .   90 cent. cubes
     Sirop de fleurs d'oranger. . .   30   —

Au déclin, donner, le matin à jeun, une bouteille d'eau de Villacabras.

Alimenter ensuite progressivement et donner à chaque repas une cuillerée de

     Extrait alcool. de quinquina .   6 gram.
     Glycérine neutre . . . . . .   50 cent. cubes
     Sirop d'éc. d'or. amères. . .   250   —
     Arséniate de soude . . . . .   0,10 centigr.

Vie au plein air, à la campagne, à l'abri des variations brusques de temps et des températures extrêmes.

II.— Forme respiratoire.

Commencer le traitement comme I, par l'ipéca et la potion à l'antipyrine et à l'aconit.

Ou mieux, après l'ipéca, donner trois ou quatre fois

par jour, dans une infusion chaude de tilleul et d'oranger, une cuillerée de

Eau	200 cent. cubes.
Sirop de polygala	100 — —
Benzoate de soude.	20 gram.

Puis, quand la toux est fréquente, quinteuse et pénible, donner quatre à cinq cuillerées par jour (dans du lait chaud) de

Eau dist. de laur.-cerise . .	100 gram.
Teinture d'aconit	Cent gouttes.
Sirop de Tolu . . Q. S. pour	400 cent. cubes.

Quand la toux devient plus humide et que les crachats commencent à se former, donner toutes les deux heures une cuillerée de

Kermès minéral.	0,20 centigr.
Looch blanc.	90 cent. cubes.
Sirop diacode.	30 —

S'il y a de la bronchopneumonie, donner toutes les deux heures une cuillerée de

Ipéca.	2 gram.

Faire infuser dans

Eau.	100 —

Réduire à 90, passer et ajouter

Sirop de polygala	30 —

S'il y a de l'asthénie respiratoire, alterner cette potion d'ipéca avec la suivante :

Julep gommeux	120 cent. cubes.
Ergotine	2 gram.

et donner comme tisane du café additionné de rhum.

Localement, appliquer tous les jours de la teinture d'iode et des ventouses sèches, et, si cela ne suffit pas, un vésicatoire (ou même une série de vésicatoires).

III. — *Forme gastro-intestinale.*

Administrer d'abord le vomitif (1 gram. 20 d'ipéca), puis le purgatif (30 à 45 gram. de sulfate de soude).

Ensuite donner avec chaque petit repas un cachet contenant

> Benzonaphtol. . . . . . .   0,20 centigr.
> Salicyl. de bismuth . . .   0,30   —
>   N° 40.

Alimenter avec des œufs, de la viande grillée ou rôtie et du lait (pas de bouillon).

Si la diarrhée persiste, instituer le régime lacté absolu et exclusif: un bol de lait toutes les deux heures, jour et nuit, sauf sommeil; aucun autre aliment ni aucune autre boisson.

Avec chaque bol de lait, prendre une cuillerée de

> Eau . . . .   300 gram.
> Acide lactique.   5   —

IV. — *Forme circulatoire (asthénie cardiaque et hypo-tension artérielle).*

Donner toutes les deux heures une cuillerée de

> Eau . . . .   120 gram.
> Caféine. . . . . } āā 1   —
> Benzoate de soude. . . . . }

Si cela n'est pas toléré ou est insuffisant, faire, deux à quatre fois par jour, une injection hypodermique de

> Caféine. . . . . } āā 2 gram. 50
> Benzoate de soude. . . . . . }
> Eau bouillie . . . . Q. S. pour 10 cent. cubes
>   de solution.

Joindre des inhalations d'oxygène (10 litres par vingt-quatre heures, par séances de 5 minutes) et, au besoin, quelques injections hypodermiques d'éther.

V.— Convalescence.

S'il persiste des névralgies, prendre 2 à 3 cachets par jour, aux repas, contenant chacun

Bromhydrate de quinine .   0,25 centigr.

N° 20.

En dehors de cela, boire de l'eau d'Orezza, de Pardina ou de Renlaigue comme boisson habituelle aux repas avec le vin.

Prendre à chaque repas une cuillerée de

Extrait hydroalcool. de kola..   10 gram.

Sirop d'écorces d'or. amères.   300 cent. cubes.

ou une cuillerée à café de

Teinture de kola. . . .
Teinture de coca . . . . } ãā 50 cent. cubes

Liqueur de Fowler . . .   Soixante gouttes

et (s'il n'y a plus de toux) prendre, tous les matins, une douche froide de 30 secondes, en jet brisé sur tout le corps, en jet plein sur les membres inférieurs.

Changer de climat et, pour vivre au plein air, aller dans une station à climat tempéré.

Hystérie

A. Hystérie sans manifestations actuelles autres que les stigmates

I. — Forme légère avec anémie

1. Tous les matins, lotion froide à l'éponge sur tout le corps, sauf la tête, suivie d'une friction sèche et (suivant les forces du malade) d'un séjour au lit ou d'une promenade de trois quarts d'heure ;

Ou, immersion rapide (entrer et sortir) et totale (jusqu'au cou) dans une baignoire d'eau froide, suivie comme la lotion ;

Ou, si c'est possible à réaliser dans de bonnes conditions, douche froide de 20 secondes, en jet brisé sur tout le corps, en jet plein sur les membres inférieurs, suivie d'une friction sèche, d'un massage et d'une promenade.

Continuer cela toute l'année, sauf dans les périodes de très grand froid.

2. Au milieu de chaque repas, prendre un cachet contenant :

Fer réduit . . . . 0,10 centigr.

N° 40.

et, immédiatement après, une cuillerée de

Eau . . . . 300 gram.

Acide chlorhydrique . . . . 1 —

Continuer cela vingt jours par mois, pendant longtemps.

3. Manger le plus et le mieux possible tout ce que l'estomac digèrera, à des heures absolument régulières, sans rien prendre, sous aucune forme, entre les repas.

Vivre au plein air, à la campagne. Vie physique ; exercices du corps. Pas de veilles, de vie mondaine, de romans.

II. — *Forme moyenne*

1. Tous les matins, douche froide, et, tous les soirs, immersion froide, suivant la formule ci-contre (I, 1).

2. Même traitement interne et, en plus, prendre tous les soirs, au coucher, une pilule contenant :

Oxyde ou valérianate de zinc .   0,05 centigr.

Extrait de belladone . . . $\Big\{$ ãã 0,01 —
Poudre de belladone . . .

N° 20.

3. Même régime et même hygiène physique et morale que pour I.

4. Au printemps et à l'automne, aller, tous les ans, faire une cure de six semaines dans un établissement spécial d'hydrothérapie.

En été, aller faire une saison d'un mois à Lamalou, Bagnères-de-Bigorre, Néris, Ragatz ou Ussat.

III. — *Forme grave*

1. Extraire immédiatement (quelle que soit la saison) le malade de son milieu familial et social ordinaire, et le placer, sans famille, dans un établissement spécialement consacré au traitement de ces malades.

Là, le laisser sous la direction assidue, absolue et exclusive du médecin-directeur.

2. Tous les matins, immersion ou piscine froide ; le soir, bain tiède prolongé, de 3/4 d'heure à 1 h. 1/2, avec 500 gram. d'amidon.

Plus tard, douche froide le matin, et immersion ou piscine le soir.

Ensuite, douche froide matin et soir.

3. Electrothérapie statique : tous les jours, séance de tabouret, de 10 à 30 minutes.

4. Mêmes prescriptions internes que 2 de I.

IV. — Hystérie sur fond arthritique (héréditaire et personnel).

1. Mêmes prescriptions d'hygiène morale et physique et d'hydrothérapie que pour I, II ou III (suivant la gravité).

2. A l'intérieur, alterner, mois par mois, les deux solutions suivantes, une cuillerée à chaque repas :

   a. Eau . . . .   300 gram.
      Iodure de potassium . . . .   10 —
   b. Eau . . . .   300 gram.
      Salicyl. de lithine . . . . .   10 —

Vingt jours de traitement et dix jours de repos chaque mois.

Tous les mois, prendre une purgation pendant les 10 jours de repos.

3. Si l'hydrothérapie froide est mal supportée, la faire tiède ou chaude ou donner des bains sulfureux à 80 gr., de 10 minutes.

4. Comme station hydrominérale d'été, choisir plus spécialement Lamalou ou Ragatz.

V. — Hystérie sur fond scrofulo-tuberculeux (héréditaire et personnel).

1. Mêmes prescriptions d'hygiène morale et physique que pour I, II ou III (suivant la gravité).

2. N'employer l'hydrothérapie qu'avec d'infinis ménagements et en surveillant les sommets de très près et très assidûment.

Si l'hydrothérapie froide est mal supportée ou s'il y a quelque signe de tuberculose commençante, remplacer l'hydrothérapie par des bains quotidiens de 10 minutes avec 5 kilogrammes de sel marin et une bouteille d'eaux-mères de Salies-de-Béarn.

3. A l'intérieur, donner, le matin et à 4 heures du soir, dans un bol de lait, une cuillerée de

Eau.	300 gram.
Iodure de sodium.	10 —
Bromure de sodium. . · . .	20 —
Chlorure de sodium.	40 —

et, à chaque repas principal, une cuillerée de

Arséniate de soude	0,10 centigr.
Biphosphate de chaux	10 gram.
Acide chlorhydrique.	3 —
Eau.	300 —

4. Comme eaux minérales, aller plutôt à Bagnères-de-Bigorre ou Royat.

VI. — *Hystérie avec lésion utéro-ovarienne*

1. Associer au traitement général des cas précédents le traitement spécial de la lésion génitale.

2. Choisir, comme eaux minérales, Sylvanès, Ussat, Plombières ou Saint-Sauveur.

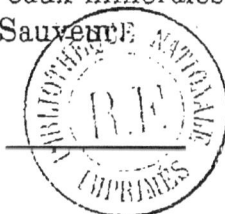

_B._ Hystérie à manifestations actuelles.

VII. — *Manifestations multiples, variées, à succession*
plus ou moins rapide

1. Mêmes prescriptions d'hygiène physique et morale.

2. Bains tièdes prolongés (de 1 heure à 1 heure
et demie) : deux par jour, avec 500 'gram. d'amidon et
200 gram. de sous-carbonate de soude.

3. Matin et soir, dans une tasse d'infusion de fleurs
d'oranger, prendre une cuillerée de

Bromure de strontium pur .   20 gram.

Eau.   300   —

et, à chaque repas, une pilule contenant

Oxyde ou valérianate de zinc.   0,05 centigr.

Extrait de jusquiame.   0,03   —

Extrait de belladone   0,01   —

N° 40.

4. Si cela ne suffisait pas, donner, matin et soir,
un lavement avec 1 gram. d'assa fœtida émulsionné
avec un jaune d'œuf dans quelques cuillerées d'eau
chaude.

5. Plus tard, hydrothérapie (*ut supra*) et Néris ou
Bagnères-de-Bigorre.

VIII. — *Manifestations tenaces, uniques ou peu nom-*
breuses (paralysie, contracture, anesthésie, aphonie..):
hystérie locale.

1. Hypnotisme. Endormir, si possible, le malade par
la fixation du regard, et une fois le sommeil obtenu

(ou tout au moins l'état suggestible), ordonner la disparition de la manifestation symptomatique et la non réapparition ultérieure de ce phénomène ou de tout autre.

2. Si le malade n'est pas hypnotisable ou si la suggestion échoue, appliquer le gros aimant de Charcot ou essayer sur une zone anesthésiée des plaques de divers métaux : une fois le métal utile déterminé, en continuer et en régulariser l'emploi *intus* et *extra*.

3. Faire en même temps tout le traitement général III.

3. En dehors de ces moyens dirigés contre la localisation de l'hystérie, appliquer aussi la médication générale A contre la névrose elle-même.

IX. — Attaques.

1. Surveiller le malade, le maintenir au lit, si possible, ou sur un matelas par terre ; enlever tout ce qui peut gêner la circulation ou la respiration.

Aspersions d'eau froide sur la figure.

Inhalation d'éther ou de chloroforme en petite quantité.

2. Si l'attaque se prolonge, comprimer une des zones hystérofrenatrices, si on les connaît d'avance.

Si on ne les connaît pas, essayer la compression successive de chacun des deux ovaires (ou des deux fosses iliaques) ou des deux testicules.

3. Mieux encore, appliquer les doigts sur les paupières fermées du malade, tâcher de le maintenir ainsi et d'obtenir le calme et le sommeil hypnotique.

Ordonner alors le repos, puis le réveil sans crise et la disparition totale et définitive des attaques.

4. On peut aussi appliquer les courants galvaniques, en intervertissant brusquement le courant.

5. Si les attaques sont épileptiformes, administrer les bromures alcalins, à la dose quotidienne progressive de 2 à 8 grammes.

X. — *Manifestations douloureuses, insomnie*

1. Prendre, quatre fois par jour, un quart d'heure avant les repas, un paquet de 0,50 centigr. d'antipyrine dans un verre à Bordeaux d'eau de Vichy;

Ou, si cela ne suffit pas, prendre quatre fois par jour, au même moment, un cachet contenant

Antipyrine. · · · · · · · · 0,50 centigr.
Extrait thébaïque. . . . . 0,025 milligr.

2. Si cela ne suffit pas ou si l'estomac ne le supporte pas, faire, matin et soir, une injection hypodermique de

Chlorh. de morphine . . · 0,10 centigr.
Sulf. neut. d'atropine . . · 0,005 milligr.
Eau de laur.-cerise . . · Q. S. pour 10 cent. cubes
de solution,

une demi-seringue ou une seringue chaque fois — Le médecin fera lui-même l'injection et ne livrera jamais la seringue au malade.

3. Le soir au coucher, et, si c'est nécessaire, une ou deux fois après, de demi-heure en demi-heure, prendre un cachet de 0,50 centigr. de sulfonal, ou, dans une demi-tasse d'infusion de feuilles d'oranger, une cuillerée de

Hydrate de chloral . . . {
Bromure de sodium . . { ãã 8 gramm.

Extrait de jusquiame . . {
Extrait de chanvre indien. { ãã 0,08 centigr.

Julep gommeux.... Q. S. pour 120 cent. cubes.

XI.— Anorexie hystérique

1. Isoler immédiatement et sans hésitation le malade comme dans 1 de III.

2. Surveiller attentivement les sommets, renouveler l'examen fréquemment et appliquer le 2 de III tant qu'il n'y a rien de suspect.

3. Joindre l'hypnotisme, si c'est nécessaire et possible (1 de VIII).

4. Régler les repas mathématiquement et à heures fixes: toutes les trois heures, jour et nuit sauf sommeil, un bol de lait ; ensuite y joindre 40 à 50 gram. de purée de viande crue et un œuf ou deux à la coque. Plus tard, ajouter des purées, de la volaille, du poisson...

5. Si c'est nécessaire, ne pas hésiter à recourir à la sonde et à l'alimentation par ce moyen.

Ictère simple

(Catarrhal, infectieux, bénin)

1. Prendre 1 gram. 20 d'ipéca, en trois paquets : un toutes les cinq minutes. Eau tiède ensuite pour faciliter les vomissements.

Le lendemain matin, à jeun, une bouteille d'eau de Rubinat.

2. Régime maigre : lait, purées de légumes secs, légumes verts bien cuits, fruits cuits, laitage. Plus tard, un peu de viande bien cuite.

Boire aux repas de l'eau de Vichy (Hauterive ou St-Yorre) additionnée de 15 gram. de sulfate de soude par litre.

3. Prendre à chaque repas un cachet contenant

Naphtol. . . . . . .)
Benzonaphtol.. . . . } āā 0,25 centigr.
Salol. . . . .)

N° 40.

et le soir, au coucher, une pilule contenant

Extrait de belladone . . . . |
Poudre de belladone. . . . } āā 0,01 centigr.
Podophyllin ou évonymin . |

N° 20.

4. Tous les matins, grand lavement d'eau froide.

5. A la fin, de nouveau, une bouteille d'eau de Rubinat, le matin, à jeun ; et le lendemain, grand bain tiède de 20 minutes avec 200 gram. de sous-carbonate de soude et 500 gram. d'amidon.

6. Si l'ictère a été tenace ou à répétition, aller, l'été suivant, faire une saison à Vichy ou Châtel-Guyon.

7. Surveiller toujours de près le tube digestif et, au moindre symptôme, donner un purgatif et reprendre 'usage des cachets antiseptiques (N° 3).

Insomnie nerveuse apyrétique

(Si l'insomnie est sous la dépendance d'une douleur, de la fièvre..., le traitement de la cause prime tout).

1. Avant le repas du soir, qui devra être composé exclusivement d'aliments légers, prendre un grand bain tiède, de trois quarts d'heure à une heure et demie, avec une décoction de 500 gram. de tilleul, 200 gram. de sous-carbonate de soude et 500 gram. d'amidon.

2. Trois heures après le repas du soir (et l'heure suivante, si c'est nécessaire), prendre, dans une tasse d'infusion de feuilles d'oranger, une cuillerée de

Bromure de potassium . . |
Hydrate de chloral. . . . . | ãã 10 gram.

Extrait de jusquiame . . . |
Extrait de chanvre indien . | ãã 0,10 centigr.

Julep gommeux. . . . . .   150 cent. cubes.

ou un cachet contenant

Sulfonal . . . .   0,50 centigr.
N° 20.

ou une pilule contenant

Extrait thébaïque . . . .   0,05 centigr.
Extrait de belladone. . .   0,01   —
Extrait de jusquiame. . .   0,02   —
N° 20.

Lithiase biliaire

I.— *Colique hépatique franche, aiguë*

1. Placer le malade dans un grand bain tiède, où il pourra séjourner trois quarts d'heure, une heure ou une heure et demie, et qu'on pourra renouveler dans la soirée.

2. Donner toutes les heures, ou même toutes les demi-heures, une cuillerée de

Eau chloroformée saturée. .   150 cent. cubes.
Eau de tilleul   100   —
Sirop de fleurs d'oranger . .   50   —

ou, si ce n'était pas toléré par l'estomac, faire inhaler, à différentes reprises espacées, une vingtaine de gouttes de chloroforme sur un mouchoir et faire une injection hypodermique d'un centimètre cube de

Chlorhydrate de morphine .   0,10 centigr.
Sulfate neutre d'atropine. .   0,005 milligr.
Eau de laurier-cerise. . . .   10 cent. cubes.

3. Quand l'estomac le tolère, donner 200 cent. cubes d'huile d'olives, par verre à Madère, toutes les demi-heures ou tous les quarts d'heure (en l'additionnant de quelques gouttes d'essence de menthe et d'une demi-cuillerée à café de cognac).

4. Alimenter avec du bouillon froid, ou mieux du lait froid en quantité variable suivant la tolérance de l'estomac ou des glaces faites avec une ou deux parties de crème pour une partie de bouillon à la boule.

5. Provoquer une selle par un lavement de 15 gram. de sulfate de soude dans une infusion de 8 gram. de follicules de séné.

II. — *Colique hépatique subaiguë, prolongée*

1. Tous les matins, donner un verre à Bordeaux d'huile d'olives, additionné d'essence de menthe et de cognac, et tous les soirs, un bain tiède de trois quarts d'heure à une heure.

2. Quatre fois par jour, cinq à dix gouttes de teinture de boldo, et, matin et soir, une pilule contenant :

Podophyllin ou évonymin.
Extrait de belladone.... } āā 0,01 centigr.
Poudre de belladone....

N° 20.

3. Comme alimentation, prendre, toutes les deux heures, un bol de lait, additionné d'une ou deux cuillerées d'eau de Vichy, additionnée elle-même de 15 gram. de sulfate de soude par litre.

III. — *Dans l'intervalle des crises*

1. Vivre beaucoup au plein air, faire beaucoup d'exercice : marche, escrime, chasse. Pas de profession sédentaire, de travail intellectuel forcé, de préoccupations morales...

Tous les matins, friction sèche et massage sur tout le corps, précédée ou non d'une lotion froide rapide.

2. Régime surveillé : beaucoup de légumes verts et de toute espèce ; très peu de sucre et de féculents, sauf la pomme de terre qui pourra remplacer en partie le pain ; pas de graisses ; peu d'œufs ; des viandes sans graisse ; des fruits, sauf les trop sucrés ; lait et fromages frais...

Boire, aux repas, du vin coupé avec de l'eau d'Évian.

3. Dix jours sur vingt, toute l'année, prendre, demi-

heure avant chaque repas, un verre à Bordeaux d'eau de Vichy chauffée, additionné d'une cuillerée (à café, à dessert ou à soupe) d'eau de Rubinat.

Les dix autres jours, prendre à chaque repas dix à vingt gouttes de teinture de boldo.

4. Deux fois par jour, prendre, le matin à jeun, un verre à Bordeaux d'huile d'olives, additionné de quelques gouttes d'essence de menthe et d'une cuillerée à café de cognac.

5. Deux fois par an, suspendre le traitement pendant un mois et prendre 25 bouteilles d'eau de Vittel (Source salée) : une bouteille tous les matins, par demi-verre de demi-heure en demi-heure, entre les repas.

6. En été, aller faire une saison à Vichy (ou à Carlsbad).

Si Vichy n'est pas supporté, ou après une longue série de cures à Vichy, aller faire une saison à Évian, Vittel ou Contrexeville.

Lithiase urinaire (gravelle urique)

I. — Coliques néphrétiques

1. Mettre le malade dans un grand bain tiède, avec 1 kilogr. d'amidon. Durée de trois quarts d'heure à une heure et demie. Renouveler, au besoin, dans la journée.

2. Donner, par cuillerées, toutes les heures, du lait glacé; dans l'intervalle, de la tisane de champagne frappé; ou encore des glaces faites avec de la crème et du bouillon à la boule, à égales parts dans la sabotière.

3. Faire une injection hypodermique d'un centim. cube de

Chlorh. de morphine . . . . 0,10 centigr.
Sulfate neutre d'atropine. . . 0,005 milligr.
Eau de laurier-cerise . . . . 10 cent. cubes.

4. Donner, deux fois par jour, une pilule contenant :

Poudre de belladone. . . .
Extrait de belladone. . . . } $\bar{a}\bar{a}$ 0,01 centigr.

N° 20.

II. — Douleur néphrétique subaiguë persistante avec expulsion de sable, en dehors des coliques néphrétiques franches.

' 1. Lait comme boisson exclusive aux repas, qui seront surtout composés de laitage, œufs, légumes verts cuits, purées de légumes secs, viandes blanches bien cuites...

2. Tous les matins, entre les deux déjeuners, boire une bouteille d'eau d'Évian ou de Vittel (Grande Source), additionnée de 0,50 centigr. de benzoate de lithine, par demi-verre de demi-heure en demi-heure.

3. A chaque repas, prendre un cachet de 0,50 centigr. de salol et une cuillerée de

Eau chloroformée saturée . .	150 cent. cubes
Eau de tilleul	100 —
Sirop de fleurs d'oranger. . .	50 —

4. Vie au plein air ; exercices du corps, marche à pied.

Tous les matins, friction sèche à la brosse de flanelle sur tout le corps, sauf la tête.

5. Aller, en été, faire une saison à La Preste.

III. — *En dehors de toute crise aiguë ou subaiguë*

1. Ni gibier, ni alcool, ni tabac.

Viandes en quantité modérée et plutôt des viandes blanches bien cuites. Œufs en quantité modérée. Beaucoup d'aliments végétaux : légumes verts bien cuits, purées de légumes secs. Peu de pain. Beaucoup de fruits.

Vin blanc coupé avec de l'eau d'Evian, de Vittel ou de Contrexevillle comme boisson habituelle aux repas.

2. Vie au plein air. Pas de sédentaréité. Peu de travail intellectuel, aucun excès. Exercices du corps : marche,, chasse, escrime, gymnastique . . .

Friction tous les matins sur tout le corps à la brosse de flanelle.

3. Demi-heure avant chaque repas, prendre un verre à Bordeaux d'eau de Vichy (Hauterive ou St-Yorre), additionné de 0,25 centigr. de benzoate de lithine.

4. Deux fois par an (au printemps et à l'automne), prendre, à domicile, 25 bouteilles d'eau de Vittel (Grande Source) ou d'Evian : tous les matins, une bou-

teille, entre les deux déjeuners, par demi-verre de demi-heure en demi-heure, en promenant dans l'intervalle.

5. En été, saison à Evian, Vittel, Contrexeville ou Capvern.

6. Analyser l'urine tous les mois et doser les urates et l'urée, les phosphates.... par 24 heures.

Lymphatisme et scrofule

1. Le matin à 8 heures et le soir à 4 heures, prendre, dans un bol de lait, une cuillerée de

Eau . . . .   300 gram.
Iodure de sodium.   10   —
Bromure de sodium   20   —
Chlorure de sodium   40   —

2. Aux repas, prendre, en hiver, une à trois cuillerées d'huile de foie de morue ou de

Huile de foie de morue. }
Eau seconde de chaux.. } āā 450 cent. cubes.
Eau de laurier-cerise . .   100   —

et, le reste de l'année, une cuillerée de

Biphosphate de chaux . . .   10 gram.
Acide lactique   3   —
Eau   300   —

3. Tous les matins, friction sèche à la brosse de flanelle sur tout le corps.

4. Deux fois par an, au printemps et à l'automne, prendre 20 à 25 bains tièdes, de 10 minutes, avec 5 kilogr. de sel marin et une bouteille d'eaux-mères de Salies-de-Béarn : un tous les deux jours.

5. En été, séjour prolongé aux bords de la mer : deux immersions par jour, de 5 à 10 minutes ; ou saison à Salies-de-Béarn, Balaruc ou Salins-de-Moutiers.

———

Mal de Bright

I. — Mal de Bright scléreux (artériosclérose rénale) avec œdèmes nuls ou fugaces et albuminurie légère ou intermittente.

1. Lait comme boisson exclusive aux repas, qui seront surtout composés de laitage, œufs, purées maigres, légumes verts cuits, fruits, viande bien cuite ; pas de charcuterie, de gibier, de viande faisandée, crue ou peu cuite, de fromage fait, etc.

Ni tabac ni alcool.

2. Vingt jours par mois, une cuillerée à chaque repas de

Eau . . . . 300 gram
Iodure de sodium . . . . . .   10 —

ou quatre à huit gouttes de teinture d'iode.

3. Affusion froide tous les matins sur tout le corps, sauf la tête, suivie d'une friction sèche et d'une promenade ;

Ou, s'il y a du rhumatisme, friction sèche *ut supra*, non précédée de l'affusion.

4. Tous les dix jours, pointes de feu légères et superficielles sur la région lombaire.

II. — Mal de Bright avec œdèmes persistants ou anasarque et albuminurie abondante et constante

1. Régime lacté absolu et exclusif : toutes les deux heures, jour et nuit sauf sommeil, prendre un bol de lait additionné de 0,50 centigr. de bicarbonate de soude. Aucun autre aliment ni aucune autre boisson.

Si l'intolérance était trop grande, permettre en même temps quelques purées maigres et des œufs.

2. Vingt jours par mois, prendre tous les jours cinq pilules contenant chacune

Tannin . . . .   0,20 centigr.

N° 100.

ou six cuillerées de

Eau . . . · . . . .   300 gram.

Lactate de strontiane pur. .   20 —

3. Friction quotidienne sur les quatre membres avec l'eau-de-vie de lavande ou la teinture de scille et de digitale.

4. Tous les huit jours, prendre, le soir au coucher, une pilule de 0,15 centigr. d'aloès.

5. De deux mois l'un, prendre 20 bains de vapeur de 10 minutes, un tous les 2 jours.

III. — *Mal de Bright grave avec quelques phénomènes toxiques*

1. Régime lacté comme pour II.

2. Avec chaque bol de lait (ou chaque purée si on a été obligé d'en concéder), prendre un cachet contenant

Benzonaphtol . . . . . {
Salol . . . . { āā 0,25 centigr.

N° 40.

3. Friction sèche sur tout le corps ; vie au plein air, sans marcher ni fatiguer ; ou inhalations d'oxygène toutes les demi-heures : 10 litres dans les 24 heures.

4. Deux fois par semaine, donner une cuillerée d'eau-de-vie allemande avec une cuillerée de sirop de nerprun.

Si la diarrhée survivait à la journée de purgation, on éloignerait la prise suivante de purgatif.

IV. — Urémie déclarée, convulsive ou délirante

1. Pratiquer une saignée de 200 gram.
2. Régime lacté absolu et exclusif.
3. Toutes les deux heures, donner une cuillerée de

Huile de ricin . . . . . ⎰
Huile d'amandes douces . ⎱ āā 30 cent. cubes

Sirop de limon   60   —

jusqu'à large effet produit ;

Et, toutes les deux heures avec le lait, un des cachets 2 de III.

4. Une fois l'effet purgatif produit, remplacer la potion huileuse par celle-ci:

Bromure de potassium . . .   4 gram.
Julep gommeux. . . . . . . 120 cent. cubes.

une cuillerée toute les deux heures.

5. Inhalations d'oxygène comme pour III.
6. Matin et soir (ou plus souvent), faire une injection hypodermique avec

Caféine . . . . ⎰
Benzoate de soude . . . . . ⎱ āā 5 gram.

Eau de laurier-cerise... Q. S. pour 10 cent. cubes
de solution.

V. — Mal de Bright unilatéral compensé

1. Régime comme pour I.
2. Douche froide quotidienne, de 20 secondes, suivie d'une friction sèche et d'une promenade;

Ou douche chaude de 5 minutes, terminée par une douche froide de 20 secondes *ut supra*.

En hiver, remplacer cela par un bain de vapeur de 10 minutes tous les deux jours.

3. Vingt jours par mois, prendre à chaque repas une cuillerée de

Sirop d'éc. d'or. amères. . .   300 cent. cubes

Extrait hydroalcool. de kola.   10 gram.

ou une cuillerée à café de

Teinture de kola . . . . . $\left.\begin{array}{l} \\ \end{array}\right\}$ āā 50 cent. cubes.
Teinture de coca . . . . .

4. Vie extérieure, au plein air. Pas de fatigue. Aucun excès.

5. Tous les dix jours, pointes de feu sur le rein malade.

6. En été, aller faire une cure dans un établissement spécial d'hydrothérapie ou une cure à Evian, Plombières ou Euzet.

VI. — *Recommandations générales*

Dans tous les cas précédents, il faut faire fréquemment l'analyse de l'urine : tous les mois pour I et V, tous les 15 jours pour II, tous les 8 jours pour III, tous les jours pour IV.

Chaque fois, déterminer la quantité d'urine émise dans les 24 heures et doser, pour ce laps de temps, l'albumine, l'urée et l'ensemble des matériaux fixes.

Si on le peut, il est utile de déterminer aussi le coefficient urotoxique.

Maladies infectieuses en général.— Procédés généraux de désinfection

I.— Désinfecion du malade, de ses déjections, de son linge et de sa literie.

1. Isoler le malade dans une chambre bien séparée et spéciale, où ne seront admises, pendant la maladie, que les personnes nécessaires aux soins du malade.

Dans tout appartement confortable moderne, il doit y avoir une chambre isolée, ayant d'un côté un vaste cabinet de toilette avec baignoire et cabinet d'aisance, et de l'autre côté une chambre de garde-malade qui sépare du reste de l'appartement.

Ces trois pièces munies, de larges fenêtres, auront un pavé en ciment sans rainures ou un linoleum par terre, des murailles en stuc, sans tapisseries ni tentures.

Dans la chambre est un lit en fer sans rideaux, et dans le cabinet de toilette de l'eau à volonté.

2. Les selles, l'urine et les vomissements seront reçus dans des vases contenant déjà de l'eau bleue (solution de sulfate de cuivre à 5 pour 100) ou une solution de sublimé à 1 pour 2000 ou de l'eau additionnée d'acide sulfurique à 2 pour 100.

Des cabinets d'aisance seront consacrés exclusivement aux déjections du malade; ils seront toujours très largement lavés à l'eau bleue.

3. Les crachats ne seront jamais reçus dans des linges (mouchoirs, serviettes), mais toujours dans des récipients spéciaux en porcelaine contenant une solution de chlorure de zinc au dixième, de l'acide phénique à 5 pour 1000 ou de l'acide thymique à 5 pour 1000.

On porte ensuite ces vases, ainsi que les verres, tasses, assiettes, etc., à l'ébullition dans de la lessive de potasse ou de l'eau additionnée d'acide sulfurique à 2 pour 100.

4. La literie sera renouvelée aussi souvent que possible.

Les linges seront jetés immédiatement dans de l'eau bouillante ou de la lessive de potasse chaude ; on les y laissera un quart d'heure ; puis on les frottera vigoureusement à la brosse imbibée de savon ; ou bien on les portera à l'étuve à vapeur à pression ; ou, s'il n'y a pas d'étuve, dans un four à air humidifié par de l'eau bouillante.

5. Si la mort survient, envelopper le cadavre dans un linge imbibé d'une solution de sublimé à 1 pour 2000.

II. — *Désinfection des garde-malades et en général des personnes qui approchent le malade*

1. Autant que possible, les garde-malades changeront de costume dans la chambre qui précède celle du malade.

Tous les vêtements avec lesquels elles auront pénétré dans la chambre du malade seront désinfectés comme les linges mêmes du malade.

2. Elles ne boiront que de l'eau récemment bouillie, se laveront souvent et soigneusement les mains et les ongles et les brosseront avec de l'eau savonneuse chaude, puis avec une solution de sublimé au millième ou encore la solution suivante (phénosalyl) :

Acide phénique.	1	gram.
Acide chlorhydrique	0,10	centigr.
Acide lactique.	0,20	—
Eau.	1000	gram.

III. — Désinfection des locaux

1. La chambre du malade et celle de la garde-malade seront très largement aérées pendant la maladie.

En même temps, on pulvérisera souvent dans ces deux pièces une solution de sublimé au millième.

2. A la fin de la maladie, tous les tapis, rideaux, tentures, etc., seront envoyés à l'étuve.

3. Dans la chambre elle-même, on obstruera les fissures et les fentes (fenêtres, etc.) et on fera brûler de la fleur de soufre : 20 à 40 grammes par mètre cube.

Tout fermer ensuite 24 heures au moins et mieux 36 ou 48 heures. — Aérer ensuite largement et changer les tapisseries avant d'habiter.

4. Avant ou après l'action de l'acide sulfureux ou pour le remplacer, laver les planchers et les murailles (si elles sont en stuc) avec un linge ou une éponge imbibé d'une solution de sublimé au millième ou du liquide suivant :

Chlorure de sodium	1	gram.
Sulfate de cuivre.	2	—
Sublimé	1	—
Acide tartrique	5	—
Eau distillée.	1000	—

On pulvérisera ce même liquide partout : sur les murs, les placards, tous les objets mobiliers.

Fermer le local pendant la dessiccation. Puis faire une nouvelle pulvérisation avec une solution de carbonate de soude à 1 pour 100. Balayer et épousseter.

5. Pour plus de précautions, nettoyer les meubles avec de la mie de pain qu'on brûlera ensuite.

Méningite tuberculeuse

1.   Eau . . . .   300 gram.
       Iodure de potassium .   10 —

Deux cuillerées le premier jour, quatre le second, six le troisième, huit le quatrième, et continuer à huit par jour.

2. Tous les deux jours, donner, le matin, 0,50 centigr. de calomel, en deux paquets.

3. Appliquer un vésicatoire : d'abord à chaque jambe, puis à chaque bras, puis à la nuque.

Puis raser les cheveux et appliquer de l'huile de croton tiglium étendue d'huile d'olives à égales parts sur tout le cuir chevelu.

4. Nourrir avec du lait glacé et du champagne frappé.

Si c'est supporté, joindre des œufs, des purées avec du bouillon à la boule et des purées de viande crue.

Migraine

Pendant la crise

(En dehors de la crise, voir : *Arthritisme*, *anémie*, *dyspepsie*).

Dès l'apparition de la moindre douleur (pourvu que ce ne soit pas dans les deux heures qui suivent un repas), prendre, toutes les demi-heures, un cachet contenant :

Antipyrine. . . . . . . 0,50 centigr.

En prendre chaque fois de 2 à 4.

Le soir, prendre une pilule contenant :

Extrait de belladone . ⎫
Poudre de belladone . ⎬ ãã 0,01 centigr.
Podophyllin. . . . . ⎭

N° 10.

ou, le lendemain matin, prendre une bouteille d'eau de Villacabras.

Myélite aiguë

1. Repos absolu au lit.

2. Application de ventouses scarifiées des deux côtés de la colonne vertébrale, au niveau de la région atteinte.

Plus tard, appliquer des vésicatoires ; plus tard encore, des pointes de feu (à renouveler tous les huit jours) ou des cautères à la pâte de Vienne.

3. Donner toutes les heures, dans du lait, un paquet contenant :

Calomel. . . . .   0,05 centigr.
Sucre de lait. . . . . .   Q. S.

S'arrêter quand il y a une forte selle et recommencer le lendemain.

4. Application de courants continus (5 à 10 milliampères) : un pôle sur la colonne vertébrale, au niveau de la région malade ; l'autre promené dans la sphère de distribution des nerfs émanés de cette région.

5. Aux heures où on ne donne pas le calomel, donner, toutes les heures, 0,05 centigr. d'ergot de seigle pulvérisé ou 0,10 centigr. de bromhydrate de quinine.

6. S'il y a des eschares, laver à l'eau bouillie boriquée (à 4 p. 100) et panser à la poudre d'iodoforme.

Myélite diffuse chronique

1. Appliquer, tous les 8 jours, des pointes de feu le long de la colonne au niveau de la lésion ; ou appliquer deux cautères de chaque côté de la colonne, au même niveau.

2. Vingt jours par mois, donner à chaque repas une cuillerée de

Eau . . . .   300 gram.
Iodure de sodium. . . . .   10 —
Arséniate de soude . . . .   0,10 centigr.

et les dix autres jours de chaque mois, une cuillerée à chaque repas de

Sirop d'éc. d'or. amères. .   300 cent. cubes
Extrait hydroalcool. de kola.   10 gram.

3. Tous les huit jours, le soir au coucher, prendre une pilule de 0,15 centigr. d'aloès.

4. Tous les deux jours, appliquer des courants continus moyens (10 milliampères) le long de la colonne et sur les membres atteints : 20 minutes de séance avec 5 minutes de repos au milieu.

5. En été, aller faire une saison à Balaruc ou à Lamalou, suivant la prédominance des troubles moteurs ou sensitifs.

Néphrite aiguë

1. Régime lacté absolu et exclusif: un bol de lait toutes les deux heures, jour et nuit, sauf sommeil.

Aucun autre aliment ni aucune autre boisson.

2. S'il y a une douleur vive, appliquer deux ventouses scarifiées de chaque côté de la colonne, à la région lombaire;

Ou bien appliquer des pointes de feu superficielles qu'on pourra répéter) sur la même région.

(3. Prendre, le matin, une cuillerée d'eau-de-vie allemande dans deux cuillerées de sirop de nerprun.

Renouveler le lendemain ou le surlendemain, s'il y a lieu.

4. Inhalations d'oxygène, toutes les heures environ: 10 litres par vingt-quatre heures.

5. Plus tard, donner quatre à cinq pilules par jour, contenant chacune

Tannin . . . .   0,25 centigr.

N° 60.

6. Analyser l'urine tous les jours et doser l'albumine et l'urée éliminées dans les vingt-quatre heures.

7. Plus tard, quand on arrivera au régime mixte, rester longtemps au régime végétarien et lacté.

[S'il survient de l'urémie ou si la maladie passe à l'état chronique, voir le mot: *Mal de Bright*].

Neurasthénie.

I.— Forme légère.

1. Manger le plus et le mieux possible tout ce que l'estomac digèrera.

Pas de travail intellectuel, ni surtout de préoccupation morale.

Vie au plein air; exercices du corps sans fatigue ni surmenage.

2. Tous les matins, douche froide, de 20 à 30 secondes, en jet sur tout le corps, sauf la tête, suivie d'une friction sèche et d'une promenade.

A défaut d'installation suffisante, faire tous les matins une immersion rapide (entrer et sortir) et totale (jusqu'au cou) dans une baignoire d'eau froide, suivie comme la douche.

Le soir, avant dîner, massage méthodique de tout le corps.

3. Alterner, mois par mois, les deux traitements suivants (20 jours de traitement et 10 jours de repos tous les mois):

a. A chaque repas, prendre une cuillerée de

    Extrait hydroalcool. de kola .   10 gram.

    Sirop d'écorce d'or. amères .   300 cent. cubes.

ou une cuillerée à café de

    Teinture de kola . . . . . } āā 50 cent. cubes.
    Teinture de coca.. . . . . }

et quatre à six gouttes de

    Liqueur de Fowler.. . . . . 10 gram.

b. A chaque repas, prendre un cachet contenant

    Fer réduit. . . . . 0,10 centigr.

N° 40.

et une cuillerée de

Eau . . . . 300 gram.

Acide chlorhydrique. . . .   1   —

4. Au printemps et à l'automne, aller, si possible, faire une cure de six semaines dans un établissement spécial d'hydrothérapie, comme Brioude, Champel, Divonne, Lafoux ou Saint-Didier.

En été, aller faire une saison minérale à Lamalou, Bigorre, Néris ou Ragatz...

II.— Forme grave.

1. Extraire le malade de son milieu ordinaire, familial et social; l'isoler dans un établissement spécial d'hydrothérapie, sans famille, avec un ou deux garde-malades intelligents et sous la direction constante et assidue du médecin-directeur.

2. Vie au plein air, au repos. Longues heures à l'extérieur, sur la chaise longue mobile (en osier) avec ou sans guérite à la tête (suivant le climat) et avec des couvertures sur les jambes, si c'est nécessaire.

Repos intellectuel et sensoriel aussi complet que le repos physique.

Les mouvements possibles et permis seront ensuite progressivement dosés par le médecin au fur et à mesure du retour des forces.

3. Massage méthodique et passif de tout le corps.

Electrothérapie: tabouret électrique (statique) et faradisation générale.

Plus tard, on y joindra des immersions froides dans la baignoire ou dans la piscine, suivies d'un séjour au lit, et plus tard encore, des douches froides très courtes.

(Bien remarquer que l'envoi d'un malade dans un établissement d'hydrothérapie ne veut pas dire nécessairement traitement par l'hydrothérapie. Cela veut dire extraction du malade hors de son milieu ordinaire et isolement dans une maison où il sera sous la direction continue et absolue d'un médecin résidant. L'hydrothérapie n'est qu'un des moyens: on l'emploiera, plus tard, chez certains neurasthéniques, pas du tout chez d'autres).

4. Suralimentation progressive. Régler par le détail les heures et le menu des repas ; ne rien laisser modifier par les sensations du malade.

Commencer par le lait (un bol de lait toutes les deux heures), puis des œufs, de la purée de viande crue, etc.

Plus tard seulement, donner deux fois par jour une cuillerée à café de

Sulfate de strychnine. . .   0,05 centigr.

Eau . . . .   150 gram.

et plus tard encore, quand le malade sera beaucoup mieux, instituer le traitement interne complet de la forme légère (3 de I).

5. Quand le malade sera mieux et pourra quitter, au moins pour un temps, l'établissement, permettre quelques voyages à petite journée : séjour, suivant la saison, sur le littoral méditerranéen ou en Suisse au fond du lac de Genève.

Plus tard, cure minérale à Lamalou, Néris, Bigorre, Ragatz, s'il n'y pas de fond diathésique spécial ; à Balaruc ou Salies, s'il y a un fond lymphatico-scrofuleux ; à Lamalou, Uriage, Luchon, s'il y a un fond arthritique; à la Bourboule, s'il y a un fond herpétique.

[Pour les complications digestives de la neurasthénie, voir: *Dyspepsies*].

Névralgies

(Sciatique, intercostale, trifaciale...)

[Pour le traitement causal, voir : *Arthritisme, rhumatisme, chlorose...*]

1. Prendre, de demi-heure en demi-heure, un cachet contenant

Antipyrine. . . . .   0,50 centigr.

N° 20.

En prendre de quatre à huit par jour, à jeun ou trois heures au moins après le repas ;

Ou bien

Bromhydrate de quinine.   0,25 centigr.

Extrait thébaïque. . . .   0,025 milligr.

pour une pilule N° 20.

En prendre quatre par jour, une toutes les trois heures.

2. Si cela ne suffit pas, faire une injection hypodermique (ou plusieurs) avec un centim. cube de

Chlorhydr. de morphine..   0,10 centigr.

Sulfate neut. d'atropine .   0,005 milligr.

Eau de laurier-cerise . .   10 cent. cubes

3. Localement, appliquer une série de vésicatoires ou des pointes de feu sur les régions douloureuses ;

Ou siphoner au chlorure de méthyle (surtout s'il s'agit de la sciatique).

4. Application de courants continus le long du nerf malade ; courants faibles (au-dessous de 5 milliampères) pour la névralgie du trijumeau ; plus forts pour les autres, spécialement pour la sciatique.

[Pour les cures d'été, hydrothérapie, eaux minérales, voir les mots correspondant aux causes].

Occlusion intestinale

1. Prendre, toutes les heures, une cuillerée de

Huile de ricin . . . . . ⎰
Huile d'amandes douces . ⎱ āā 30 cent. cubes.

Sirop de limon 60   —

Huile de croton. . . . . . Une goutte.

(bien agiter chaque fois).

et, matin et soir, une pilule avec

Extrait de belladone . ⎰
Poudre de belladone . ⎱ āā 0,01 centigr.

N° 10.

2. Combattre les vomissements avec de petits morceaux de glace dans la bouche ou du champagne frappé, et, si l'alimentation est possible, donner quelques cuillerées de lait glacé.

3. Lavements ou plutôt irrigations intestinales avec une sonde portée très haut, adaptée à l'irrigateur ou à un siphon d'eau de Seltz.

4. Maintenir de la glace en permanence sur l'abdomen ; et, si le ventre n'est pas trop douloureux, en pratiquer le massage méthodique, spécialement dans le sens du fer à cheval des colons.

5. En cas d'insuccès, appliquer des courants continus : le pôle négatif (dans une sonde de caoutchouc) dans le rectum et le pôle positif (par un large électrode très mouillé) sur le ventre : 10 à 15 milliampères ; séances de 15 à 20 minutes avec des repos de temps en temps.

6. Si la douleur est trop vive, en même temps que

les moyens précédents, on pourra faire, avec modéra-
tion, quelques injections hypodermiques de

   Chlorh. de morphine . . 0,10 centigr.
   Sulf. neut. d'atropine . . 0,005 milligr.
   Eau de laur.-cerise. . . 10 cent. cubes.

 7. Si tout échoue, intervention chirurgicale ou tout
au moins appel au chirurgien pour juger de l'opportu-
nité d'une intervention opératoire.

Paralysie agitante

(Maladie de Parkinson)

1. Dix jours de chaque mois, prendre des granules d'un milligram. d'hyosciamine amorphe : un le 1er jour, deux le 2e,...cinq le 5e, quatre le 6e, ...un le 9e et le 10e.

Les vingt autres jours de chaque mois, prendre à chaque repas une cuillerée de

Eau. . . . . 300 gram.
Chlorure d'or et de sodium. 0,05 à 0,10 centigr.
ou de

Extrait hydroalcool. de kola. 10 gram.
Sirop d'éc. d'or. amères . .   300 cent. cubes.

2. Tous les quinze jours, purgation (Villacabras ou Rubinat), sauf pendant les mois très chauds.

3. Massage méthodique quotidien de tous les muscles du corps.

4. Séances, tous les deux jours, d'électricité statique (15 à 20 minutes de tabouret), terminées par une application de courants continus (5 à 10 milliampères) pendant 10 minutes sur les membres atteints.

5. Appliquer tous les dix jours des pointes de feu le long de la colonne vertébrale.

6. Aller, en été, faire une saison à Bagnères-de-Bigorre, Lamalou, Néris ou Ragatz.

Paralysie atrophique de l'enfance

(Après la période aiguë initiale)

[Pour la période aiguë initiale, voir : *Myélite aiguë*].

1. Tous les deux jours, application de courants continus (5 milliampères) le long de la colonne et sur les
muscles atrophiés : 20 minutes de séance avec 5 minutes de repos au milieu.

2. Massage méthodique et friction sèche de tout le
corps, et spécialement des muscles atrophiés, tous les
matins.

3. Vingt jours par mois, prendre à chaque repas une
cuillerée de

Biphosphate de chaux . . .   10 gram.
Acide lactique   3   —
Eau 300   —

En hiver, joindre, à chaque repas, une à trois cuillerées de

Huile de foie de morue . .)
Eau seconde de chaux. . . } ãã 450 cent. cubes.
Eau de laurier-cerise. . . .   100   —

4. En été, saison à Balaruc, Salies-de-Béarn, Salins-
de-Moutiers...

Au printemps et à l'automne, donner 20 bains tièdes
de 10 minutes avec 5 kilogr. de sel marin et une bouteille d'eaux-mères de Salies-de-Béarn.

5. Remplacer les muscles atrophiés par des appareils
orthopédiques appropriés.

Paralysie générale

(Méningo-encéphalite diffuse progressive)

1. Suspendre toute espèce de travail intellectuel. — Installer le malade à la campagne, hors de toute agitation ou excitation physique ou morale, sous une surveillance intelligente et très assidue.

Aucun excès. Ni tabac ni alcool.

Si les perturbations mentales sont complètes et font naître des impulsions dangereuses et si l'isolement particulier à la campagne n'est pas réalisable, interner le malade dans un asile.

Eviter les climats à températures extrêmes ou à trop brusques variations.

2. Vingt jours par mois, prendre, à chaque repas, une cuillerée de

Eau	300 gram.
Iodure de sodium	10 —
Arséniate de soude	0,10 centigr.

et les dix autres jours de chaque mois, prendre, trois fois par jour, aux repas, un paquet de 0,10 centigram. de seigle ergoté fraîchement pulvérisé.

3. Tous les huit jours, le soir au coucher, prendre une pilule de 0,10 à 0,15 centigram. d'aloès.

4. Appliquer des pointes de feu, tous les huit jours, le long de la colonne ou un cautère de chaque côté de la ligne médiane à la nuque.

5. Deux fois par an, au printemps et à l'automne, prendre 25 bouteilles d'eau de Balaruc : une tous les matins par demi-verre de demi-heure en demi-heure.

— Interrompre, s'il y avait de la diarrhée persistante.

6. Friction sèche tous les matins, à la brosse, sur tout le corps sauf la tête.

7. En cas de poussée aiguë ou subaiguë, appliquer des sinapismes aux membres inférieurs ou envelopper les jambes avec de grands cataplasmes sinapisés (moitié farine de lin, moitié moutarde), administrer un purgatif (0,60 centigr. à 1 gram. de calomel), et, s'il y a lieu, appliquer des sangsues derrière les oreilles, une après l'autre, à chaque apophyse mastoïde.

Si cette poussée aiguë persiste, ajouter 0,60 à 0,80 centigr. de bromhydrate de quinine (en 3 ou 4 cachets de 0,20 centigr.) par jour et dix à douze gouttes de teinture de digitale, en trois fois dans la journée.

Paralysie périphérique du facial

1. Application, tous les deux jours ou même tous les jours, de courants continus le long du nerf malade : 5 à 10 milliampères ; séances de 20 minutes avec 5 minutes de repos au milieu.

2. Prendre une à cinq pilules par jour, contenant chacune

Sulfate de strychnine. . . . .   0,001 milligr.

N° 20.

une le premier jour, deux le second et ainsi jusqu'à cinq, puis redescendre tous les jours d'une jusqu'à une par jour.

3. Remplacer ensuite ces pilules par la solution suivante, une cuillerée à chaque repas :

Eau. . . . .   300 gram.

Iodure de sodium   10   —

Arséniate de soude . . . .   0,10 centigr.

et boire aux repas de l'eau d'Evian additionnée de 0,50 centigr. benzoate de lithine par bouteille.

4. Deux fois par mois, prendre une bouteille d'eau de Villacabras ou de Rubinat, le matin à jeun.

5. L'été suivant, aller faire une saison à Lamalou.

Pleurésie aiguë

I.— Pleurésie aiguë avec épanchement

1. Séjour au lit, dans une chambre aérée, sans courants d'air, avec une température égale.

Régime lacté absolu et exclusif: toutes les deux heures, jour et nuit sauf sommeil, prendre un bol de lait additionné de 0,25 centigr. bicarbonate de soude.— Aucun autre aliment.

Dans l'intervalle, boire par 24 heures un demi-litre à 1 litre de tisane de chiendent, additionnée de 4 gram. de sel de nitre par litre.

2. Quatre fois par jour, prendre une pilule contenant

Poudre de scille . . . .   0,10 centigr.
Extrait de scille.   0,05   —

                                                N° 20.

et, tous les deux jours, le soir au coucher, une pilule de 0,10 à 0,15 centigr. d'aloès.

3. Vers le 7me jour, si l'épanchement n'est pas en voie de résolution, appliquer sur le thorax, successivement derrière et devant (pas dans la région verticale de l'aisselle), un large vésicatoire fortement camphré et recouvert d'un papier de soie huilé.

4. Après cela et au plus tard au 20me jour, si l'épanchement est très abondant (déplacement du cœur ou du foie, matité jusqu'à la clavicule et dans la fosse sus-épineuse), même sans dyspnée intense, pratiquer la thoracentèse: dans l'asepsie la plus rigoureuse, retirer avec un aspirateur, lentement et avec des interruptions, un litre à un litre et demi de liquide.

5. Après cela, remettre quelques vésicatoires pour

achever de faire disparaître le liquide ; reprendre les
diurétiques et y joindre deux cuillerées par jour de

Eau . . . .   300 gram.
Iodure de potassium. . . .   10   —

Voir III pour les suites.

*II.— Pleurésie aiguë avec point de côté violent et forte
angoisse respiratoire— Pleurésie diaphragmatique*

1. Appliquer sur le côté malade six à douze ventouses scarifiées ; et, si cela ne suffit pas, injecter sous la
peau un centim. cube de

Chlorh. de morphine . . .   0,10 centigr.
Sulfate neut. d'atropine. .   0,005 milligr.
Eau de laurier-cerise. . .   10 cent. cubes

2. Toute la suite du traitement comme pour I (1 à 5).

III.— Suites de la pleurésie

Tâcher de ne pas perdre le malade de vue pendant de
longues années ; l'ausculter très souvent, et, dès l'apparition des signes de tuberculose, instituer le traitement
spécial. (Voir: *Tuberculose pulmonaire*).

En dehors de cela:

1. Vingt jours par mois, prendre à chaque repas une
cuillerée de

Eau . . . .   300 gram.
Iodure de potassium. . . .   10   —
Arséniate de soude . . . .   0,10 centigr.

et, suivant la saison, ou de l'huile de foie de morue
(une à trois cuillerées à chaque repas en hiver) ou la
solution suivante (une cuillerée à chaque repas quand
il fait chaud):

Biphosphate de chaux. . . .   10 gram.
Acide lactique   3   —
Eau. 300   —

2. Vie au plein air, à la campagne. — Exercices du corps et gymnastique respiratoire : escrime, marche, ascensions.— Si possible, bains d'air comprimé.

3. En été, aller faire une saison sulfureuse(Cauterets, Eaux-Bonnes, Luchon, St-Honoré, les Fumades...) ou arsenicale (la Bourboule, le Mont-Dore).

En hiver, habiter un climat tempéré, comme le littoral méditerranéen ou Amélie-les-Bains.

IV.— *Pleurésies purulentes*

1. Dès que le diagnostic est posé, faire, dans l'asepsie la plus rigoureuse, une ponction et, séance tenante, la pleurotomie. Lavage intrapleural à l'eau boriquée bouillie. Drain. Pansement antiseptique.

Pansements rares, antiseptiques. Prendre la température matin et soir, ne faire de lavage intrapleural que s'il y a de la fièvre : dans ce cas, faire le lavage à l'eau boriquée ou avec une solution de sublimé au deux millième, suivie d'une irrigation à l'eau bouillie.

2. Nourrir le malade le mieux possible : lait alcoolisé, viande crue, rôtie ou grillée, potages, bouillon à la boule, etc.

Deux à trois fois par jour, prendre une cuillerée de

Extrait alcoolique de quinquina .   6 gram.
Glycérine neutre . . . .   50 cent. cub.
Sirop d'éc. d'or. amères. . . .   250   —
Arséniate de soude . . . . . .   0,10 centigr.

ou une cuillerée à café de

Teinture de kola . . . . }

Teinture de coca . . . . } āā 50 gram.

Vie extérieure, au plein air, sur la chaise longue, sans marcher ni fatiguer, à l'abri du soleil direct, du vent et des variations brusques de température, les jambes et le corps bien couverts.

3. Plus tard, après la guérison, comme pour III.

Pneumonie lobaire aiguë

I. — Pneumonie aiguë de l'enfant ou de l'adulte, sans complications

1. Séjour au lit dans une chambre aérée, mais sans courants d'air.

Toutes les deux heures, jour et nuit sauf sommeil, prendre un bol de lait ou un bouillon.

Ausculter le malade tous les jours et prendre la température matin et soir.

Aucun autre traitement jusqu'au 7ᵉ ou 9ᵉ jour, au moment de la défervescence.

2. Dès la chute de la fièvre et la résolution de la pneumonie, alimenter progressivement et assez rapidement.

Donner deux fois par jour, avec les repas, un verre à liqueur de

Vin de quinquina.	ãã 250 cent. cubes
Vin de gentiane	
Liqueur de Fowler . . .	ãã 5 gram.
Teinture de Baumé . . .	

II. — Pneumonie aiguë avec embarras gastrique

1. Commencer le traitement par un vomitif : 1 gr 20 d'ipéca, en trois paquets ; un toutes les cinq minutes ; eau tiède ensuite pour faciliter les vomissements.

2. Tout le temps de la maladie, régime et hygiène comme 1 de I.

3. A la défervescence, prendre, le matin à jeun, une bouteille d'eau de Villacabras.

4. Traiter la convalescence comme 2 de I.

III. — Pneumonie aiguë avec éréthisme circulatoire intense (fièvre ardente, violent point de côté, angoisse respiratoire, face turgescente, pouls plein et dur) chez un adulte fort.

1. Comme pour I.

2. Dès le début, pratiquer une saignée de 2 à 300 gr., ou, si on ne le croyait pas possible, appliquer au moins six à dix ventouses scarifiées.

3. Toutes les deux heures (l'heure intercalaire aux repas), prendre une cuillerée de

Feuilles de digitale . . .   0,50 centigr.
Faire infuser dans
  Eau . . . .   100 gram.
Réduire à 90 ; passer et ajouter :
  Teinture d'aconit . . . .   Quinze gouttes.
  Sirop de fl. d'oranger . .   30 cent. cubes.

4. Comme 2 de I.

IV. — Pneumonie aiguë à résolution lente ou incomplète

1. Jusqu'à la défervescence comme I.

2. A la chute de la fièvre, appliquer sur la région malade un vésicatoire de 8 sur 10 centim., fortement camphré et recouvert d'un papier de soie huilé.

3. Donner toutes les heures, en dehors des repas, une cuillerée de

Ipéca . . . .   2 gram.
Faire infuser dans
  Eau . . . .   100 gram.
Passer et ajouter :
  Sirop de polygala . . . . . .   30 cent. cubes

ou de

    Looch blanc . . . .   120 cent. cubes.

    Kermès minéral . . . . . .   0,30 centigr.

ou de

    Oxyde blanc d'antimoine . . .   1 gram.

    Looch blanc. . . . .   120 cent. cubes

4. Comme 2 de I.

V. — Pneumonie aiguë avec crachats franchement hémoptoïques

1. Comme 1 de I. Comme régime, préférer le lait et, si c'est nécessaire, du lait froid ou glacé.

2. Appliquer des sinapismes aux membres inférieurs et, sur la poitrine, une douzaine de ventouses sèches.

3. Toutes les deux heures (l'heure intercalaire aux aliments), prendre une cuillerée de

    Ergotine . . . .   1 à 2 gram.

    Julep gommeux . . . . .   120 cent. cubes.

4. Comme 2 de I.

VI. — Pneumonie aiguë asthénique ou chez le vieillard

1. Comme pour I.

2. Alterner, heure par heure, une cuillerée de chacune des potions suivantes (la potion alcoolique avec les aliments, l'infusion d'ipéca l'heure intercalaire) :

    Rhum ou cognac . . . . . .   40 gram.

    Julep gommeux . . Q. S. pour 120 cent. cubes.

Infusion d'ipéca, comme 3 de IV.

3. Appliquer le vésicatoire sur la région malade sans attendre le septième ou le neuvième jour.

4. Comme 2 de I. Prendre, en plus, trois fois par jour, dans du lait, une cuillerée à café de

> Teinture de kola. . . . . . ⎱ āā 50 gram.
> Teinture de coca. . . . . . ⎰

VII. — *Pneumonie d'alcoolique, avec délire*

1. Comme pour I.
2. Alterner, heure par heure, les deux potions suivantes (une cuillerée de la potion alcoolique avec les aliments, une cuillerée de la potion opiacée l'heure intercalaire) :

> *a.* Rhum ou cognac. . . . . . . 60 gram.
> Julep gommeux. . . Q.S. pour 120 cent. cubes.
>
> *b.* Extrait thébaïque . . . . 0,05 à 0,10 centigr.
> Julep gommeux . . . . . . 120 cent. cubes.

3. Appliquer, dès le début, sur le thorax, des ventouses sèches et ensuite un vésicatoire sans attendre la chute de la fièvre.

VIII. — *Pneumonie aiguë chez un débilité antérieur*

[Pour les pneumonies dans le cours de la tuberculose, voir : *Tuberculose pulmonaire XI*].

1. Comme pour I. Joindre au régime du bouillon américain ou à la boule, du jus de viande, de la viande crue, des jaunes d'œuf dans le bouillon.
2. Appliquer le vésicatoire immédiatement, dès le diagnostic posé.
3. Administrer toutes les deux heures (entre les repas) une cuillerée de l'infusion d'ipéca (3 de IV); trois

fois par jour, avec les aliments, prendre un verre à liqueur de

Vin de quinquina . . . .   1/2 litre.

Liqueur de Fowler . . . .   5 gram.

ou de

Extrait alcool. de quinquina. .   6 gram.

Glycérine neutre . . . .   50 cent. cubes.

Sirop d'éc. d'or. amères . . .   250   —

Arséniate de soude . . . .   0,10 centigr.

IX. — Pneumonie aiguë très grave avec hypotension artérielle très marquée et cardioplégie

1. Comme pour I et VIII.

2. Alterner, heure par heure, l'infusion d'ipéca (3 de IV) avec la potion suivante :

Teinture de cannelle . . . .   2 gram.

Acétate d'ammoniaque   5   —

Eau de mélisse . . . .   90 cent. cubes

Sirop d'éther   30   —

une cuillerée de cette dernière potion avec les aliments, une cuillerée d'infusion d'ipéca l'heure intercalaire.

3. Matin et soir, faire une injection hypodermique avec un centim. cube de

Caféine. . . . . ⎫
Benzoate de soude. . . . . .⎬ āā 5 gram.

Eau de laurier-cerise . . . Q. S. pour 10 cent. cubes de solution.

et, toutes les heures, inhalation d'oxygène : 10 litres dans les 24 heures.

4. Vésicatoire précoce. — L'appliquer dès qu'on est appelé à soigner le malade et que le diagnostic est posé.

Ramollissement cérébral

(Sans ictus ou loin de l'ictus initial)

Pour l'ictus initial, voir: *Apoplexie.*

I.— Ramollissement cérébral sans hémiplégie.

1. Tous les étés, aller faire une saison à Balaruc.
2. En dehors de cela, de deux mois l'un, prendre à chaque repas une cuillerée de

Eau	300 gram.
Iodure de sodium	10 —
Arséniate de soude	0,10 centigr.

l'autre mois, prendre, à domicile, 30 bouteilles d'eau de Balaruc : une tous les matins (chauffée au bain-marie) par demi-verre de demi-heure en demi-heure.

Si l'eau de Balaruc donnait la diarrhée persistante, la remplacer par l'eau de Vittel (Grande Source).

3. Tous les huit jours, le soir au coucher, prendre une pilule de 0,15 centigr. d'aloès.
4. Régime et hygiène très surveillés.— Ni tabac, ni alcool.   Aucun excès.— Pas de travail intellectuel.— Vie au plein air, à la campagne, sans fatiguer.— Alimentation surtout végétarienne : œufs, laitage, légumes verts cuits, purées de légumes secs, poisson. Y joindre un peu de viande non faisandée et très cuite.— Boire du lait aux repas comme boisson habituelle et, à la fin du repas, un verre à Bordeaux de vin rouge vieux.
5. Tous les matins, friction sèche à la brosse de flanelle sur tout le corps.

II.— Ramollissement cérébral avec hémiplégie.

1, 2, 3 et 4. Comme pour I.

5. Electrothérapie.— Courants continus, faibles puis moyens, appliqués tous les deux jours sur les membres paralysés: séance de 20 minutes, en deux parties séparées par un repos de 5 minutes.

Massage méthodique de tout le corps et spécialement des muscles du côté paralysé.— Mouvements passifs, régulièrement et successivement communiqués à tous les segments des membres paralysés.— Exercice personnel progressif des membres paralysés.

Rhumatisme

A. Rhumatisme articulaire aigu ou subaigu avec manifestations actuelles.

I.— Rhumatisme articulaire aigu (forme légère) sans complications viscérales.

1. Toutes les trois heures, de 6 heures du matin à 9 heures du soir, prendre un potage ou un bol de lait.
2. Demi-heure avant chacun de ces petits repas, prendre, dans un verre à Bordeaux d'eau de Vichy (Hauterive), un paquet contenant

Antipyrine . . . . . 0,30 ou 0,40 centigr.
N° 50.

3. Le soir, à 10 heures (et s'il y a lieu à 11 heures), prendre un cachet contenant

Poudre de Dower. . . . 0,50 centigr.
N° 20.

4. L'été suivant, aller faire une saison à Lamalou, Rennes ou une station similaire.

II.— Rhumatisme articulaire aigu (forme sérieuse) fébrile, polyarticulaire, sans complications viscérales.

1. Toutes les deux heures, jour et nuit sauf sommeil, prendre un bol de lait additionné de 0,50 centigr. de bicarbonate de soude.
2. Toutes les deux heures, l'autre heure, prendre une cuillerée de

Salicylate de soude . . . . 4 gram.
Julep gommeux. . . . . . 120 cent. cubes.

3. A la soif, dans l'intervalle, boire quelques gorgées de tisane de chiendent, additionnée de 4 gram. de sel de nitre par litre.

[Après la disparition des manifestations actuelles, suivre le traitement V ci-après].

III.— Rhumatisme articulaire aigu avec complications viscérales (cardiaques, péricardiques, pleurales ou pulmonaires).

1. Régime lacté comme pour II.
2. Toutes les deux heures, l'autre heure, prendre un cachet de 0,20 centigr. de bromhydrate de quinine et une cuillerée de

Feuilles de digitale . . . .   0,30 centigr.

Faire infuser dans

Eau. . . . .   100 gram.

Passer et ajouter:

Sirop de fl. d'oranger. .   Q. S. p. 120 cent. cub.

3. Appliquer, matin et soir, des sinapismes aux membres inférieurs et des ventouses sur la région thoracique malade.

Plus tard, appliquer sur la région malade un ou plusieurs vésicatoires.

[Après la disparition des accidents aigus, appliquer le traitement ci-après VI ou VII.]

IV. — Rhumatisme articulaire subaigu

1. Repas ordinaires, alimentation mixte.

Boire du lait en mangeant comme boisson habituelle aux repas; ajouter seulement un demi-verre à Bordeaux ou un verre à Bordeaux de vin rouge à la fin de chaque repas.

2. Tant qu'il y a de la douleur, prendre, vingt jours par mois, une cuillerée à chaque repas de

Eau.	300 gram.
Salicylate de lithine	10 —

Plus tard, quand la douleur est très atténuée ou disparue, remplacer cette solution par la suivante (à prendre de la même manière) :

Eau	300 gram.
Iodure de potassium	10 —

3. Localement, sur l'articulation (ou les articulations) malade, appliquer de la teinture d'iode, des vésicatoires ou des pointes de feu.

4. Appliquer plus tard le traitement ci-après VIII.

B. Rhumatisme chronique ou rhumatisme aigu sans manifestations actuelles (diathèse rhumatismale).

V. — *Diathèse rhumatismale avec douleurs, sans complications viscérales*

1. Alimentation mixte; légumes verts cuits, laitage ; pas de gibier ni de charcuterie.

Ni tabac ni alcool.

2. Alterner, mois par mois, les deux solutions suivantes, une cuillerée à chaque repas (20 jours de traitement et 10 jours de repos tous les mois) :

Eau	300 gram.
Salicylate de lithine.	10 —

Eau	300 gram.
Iodure de potassium	10 —

4. Tous les huit jours, le soir au coucher, prendre une pilule de 0,10 ou 0,15 centigr. d'aloès.

5. Tous les matins, friction sèche à la brosse de flanelle sur tout le corps.

Vie au plein air; exercices du corps.

6. En mai et septembre, saison à Lamalou ou à une station thermale similaire.

Si impossible, deux séries de 20 à 25 bains de vapeur : trois par semaine, aux mêmes époques.

VI. — Diathèse rhumatismale avec lésion cardiaque

1. Alimentation mixte.

Comme boisson exclusive aux repas, lait additionné de 4 gram. de bicarbonate de soude par litre.

2. Vingt jours par mois, prendre, à chaque repas, une cuillerée de

  Eau. . . . . 300 gram.
  Iodure de sodium 10   —

et, tous les huit jours, le soir au coucher, une pilule de 0,10 ou 0,15 centigr. d'aloès.

3. Appliquer sur la région précordiale de la teinture d'iode, une série de mouches ou même un cautère volant.

4. En été, aller faire une saison à Bagnols (Lozère).

[Pour les accidents dus à la *Cardiopathie*, voir ce mot].

VII. — Diathèse rhumatismale avec lésion respiratoire

1. Alimentation tonique : viandes, œufs, laitage...

2. Alterner, mois par mois, les deux solutions sui-

vantes, une cuillerée à chaque repas (20 jours de traitement et 10 jours de repos chaque mois) :

Eau . . . .   300 gram.
Iodure de potassium . . .   10   —

Eau. . . . .   300 gram.
Arséniate de soude. . . . . .   0,10 centigr.

3. Appliquer sur la région malade des vésicatoires dans les poussées subaiguës; plus tard, des pointes de feu tous les huit jours.

Sinapismes fréquemment appliqués sur les membres inférieurs.

Aloès tous les huit jours : 0,10 à 0,15 centigr., le soir au coucher.

4. En été, aller faire une saison à Luchon (les Eaux-Bonnes ou Cauterets) ; préférer le Mont-Dore s'il y a de l'éréthisme circulatoire ou de l'asthme ; ou en hiver Amélie-les-Bains.

VIII. — Diathèse rhumatismale avec arthropathie chronique monoarticulaire ou oligoarticulaire (hydarthrose...).

1. Régime tonique et mixte. Manger le plus et le mieux possible tout ce que l'estomac digèrera, sauf cependant le gibier et la charcuterie. Pas de tabac ni d'alcool.

2. Alterner, mois par mois, les deux solutions suivantes, une cuillerée à chaque repas (20 jours de traitement et 10 jours de repos tous les mois) :

a. Eau . . . .   300 gram.
Iodure de sodium   10   —
Bromure de sodium   20   —
Chlorure de sodium   40   —

b. Eau . . . .   300 gram.
Chlorure d'or et de sodium.   0,10 centigr.

3. Sur l'articulation (ou les articulations) malade, appliquer des vésicatoires dans les poussées subaiguës ; plus tard, des pointes de feu tous les huit jours.

4. Tous les huit jours, aloès : 0,10 à 0,15 centigr., le soir au coucher.

5. En été, aller faire une saison à Aix-les-Bains (ou aux eaux sulfureuses similaires), ou, s'il y a du lymphatisme marqué, à Balaruc (ou aux eaux salines chaudes similaires); ou, en hiver, à Dax.

Si impossible, prendre, à domicile, aux mêmes époques, deux séries de 20 à 25 bains sulfureux (à 80 gr.) ou salés (5 kilogr. de sel marin et une bouteille d'eaux-mères de Salies-de-Béarn).

IX. — Diathèse rhumatismale avec altération du tube digestif

1. Voir le mot *Dyspepsie* pour le traitement général, qui variera suivant l'espèce particulière de dyspepsie.

2. Appliquer souvent des sinapismes aux extrémités inférieures, et faire tous les matins une friction sèche à la brosse de flanelle sur tout le corps.

3. Aller, en été, faire une saison à Royat ou à Plombières.

X. — Diathèse rhumatismale sans douleurs ni aucune manifestation actuelle

1. Régime tonique, varié. — Plein air ; exercices du corps. — Eviter le froid humide. — Pas de tabac ni d'alcool. — Friction sèche tous les matins sur tout le corps.

2. Vingt jours par mois, boire aux repas de l'eau

d'Evian, additionnée de 0,50 centigr. de benzoate de lithine par litre, et prendre à chaque repas une cuillerée de

Eau. . . . . 300 gram.
Iodure de potassium . . . . 10 —

3. Tous les quinze jours, prendre, le matin à jeun, une bouteille d'eau de Villacabras.

4. Deux fois par an, à l'automne et au printemps, prendre 25 bouteilles d'eau de Vittel (Grande Source) : une bouteille tous les matins, par demi-verre de demi-heure en demi-heure entre les deux déjeuners, en promenant dans l'intervalle.

5. Tous les étés, aller faire une saison à Aix-les-Bains, suivie d'une saison à Evian.

C. Rhumatisme secondaire, infectieux

XI. — *Période aiguë*

1. Potage et vin toutes les quatre heures ; lait toutes les quatre heures ; en intercalant (de manière à prendre quelque chose toutes les deux heures).

2. Avec chaque potage, prendre un cachet contenant

Naphtol . . . . 0,20 centigr.
Benzonaphtol . . . . . . 0,30 —

N° 40.

et, avec chaque bol de lait, un cachet contenant 0,20 centigr. de bromhydrate de quinine.

3. Appliquer, matin et soir, de l'onguent napolitain sur les articulations malades, laver souvent la bouche avec une solution de chlorate de potasse à 4 p. 150 ; arrêter les onctions s'il y avait de la salivation.

Repos au lit.

XII.— *Période subaiguë ou chronique*

1. Alimentation ordinaire ; régime tonique ; vin ; viandes, etc.

2. Appliquer, à diverses reprises, des pointes de feu sur l'articulation malade et l'immobiliser.

3. Prendre, matin et soir, dans du lait, quatre à huit gouttes de teinture d'iode ou une cuillerée de la solution iodurée (à 10 p. 300).

4. Aller faire une saison à Balaruc en été ou à Dax en hiver.

Syphilis

I. — Première année

1. Vingt jours par mois, pendant deux mois, prendre à chaque repas une pilule contenant

    Protoiodure d'hydrargire . . 0,05 centigr.

                              N° 40.

ou

    Protoiodure d'hydrargire. 0,05 centigr.

    Extrait thébaïque. . . . . 0,025 milligr.

Après ces deux mois, repos pendant un mois.— Puis recommencer, et cela à quatre reprises en tout (quatre trimestres).

2. Pendant les périodes d'hydrargire, prendre tous les jours 4 gram. de chlorate de potasse dans un verre d'eau, en gargarisme et en boisson.

Pendant les périodes sans hydrargire, prendre, à chaque repas, un verre à liqueur de

    Vin de quinquina. . . . . .   1/2 litre.

    Liqueur de Fowler . . . .   5 gram.

3. Alimentation tonique et réparatrice.— Vie au plein air, à la campagne. — Ni alcool ni tabac. — Aucun excès.

4. En été, aller faire une saison à Luchon ; ou, à défaut, prendre à domicile 25 bains sulfureux, à 80 gram., de 15 minutes : un tous les deux jours.

II. — Deuxième année.

1. Chaque trimestre, prendre 20 jours le mercure et 50 jours l'iodure de potassium, suivis de 20 jours de repos. — Quatre séries semblables dans l'année.

Pour le mercure, prendre les pilules 1 de 1.

Pour l'iodure, prendre deux cuillerées par jour pendant 10 jours, trois pendant 10 jours et ainsi jusqu'à six pendant 10 jours de

Eau. . . . . 300 gram.

Iodure de potassium   20   —

aux repas, dans du lait, de la bière ou de l'eau vineuse.

2. Chlorate de potasse dans les périodes d'hydrargire et vin de quinquina au Fowler dans les périodes d'iodure comme 2 de I.

3 et 4. Comme pour I.

III. — Troisième année

1. Vingt jours par mois, prendre à chaque repas une cuillerée pendant 10 jours et deux cuillerées pendant 10 jours de

Eau . . . . 300 gram.

Iodure de potassium   30   —

Arséniate de soude. . . . .   0,05 centigr.

2. Tous les huit jours, le soir au coucher, prendre une pilule de 0,10 à 0,15 centigr. d'aloès.

3. Tous les matins, friction sèche à la brosse de flanelle; ou douche froide de 20 secondes, en jet sur tout le corps sauf la tête; friction sèche et promenade à la suite.

4. Comme 3 de 1.

5. En été, saison à Luchon ou à Aulus.

IV. — Années suivantes

1. Deux fois par an, au printemps et à l'automne, faire deux mois de traitement: 10 jours d'hydrargire *ut supra* et 50 jours d'iodure de potassium à 2 gram.

par jour les 10 premiers jours, 3 gram. les 10 suivants et ainsi de suite jusqu'à 6 gram. par jour (soit 2 à 6 cuillerées par jour de la solution 1 de II).

2. Tout le reste du temps, vin de quinquina au Fowler (2 de I).

3. Comme 3 et 4 de I.

V. — *Traitement commencé tardivement*

(Le malade ne consulte que la seconde année par exemple, n'ayant été que mal, insuffisamment ou pas du tout traité dans la première année).

1. Prendre, pendant 20 jours, du sirop de Gibert : une cuillerée au premier déjeuner pendant 10 jours, une cuillerée à chaque déjeuner (le matin et à midi) pendant 10 jours.

Repos 10 jours.

Puis alterner l'hydrargire (20 jours de traitement et 10 jours de repos) et l'iodure de potassium (50 jours de traitement et 10 jours de repos) : pour l'hydrargire, les pilules 1 de I (une par jour pendant 10 jours, deux par jour pendant 10 jours) ; pour l'iodure, la formule 1 de II (2 cuillerées par jour pendant 10 jours, augmenter d'une tous les 10 jours jusqu'à six par jour).

2. Comme 2 de II et 3 de III.

3. Comme 3 et 4 de I.

VI. — *Syphilis cérébrale*

1. Faire tous les jours une application et une friction avec l'onguent napolitain : gros comme une noisette, le matin sous les jarrets, le soir sous les aisselles.

Continuer cela pendant 10 jours, reposer 10 jours ; puis reprendre. Et ainsi pendant 2 mois.

Chlorate de potasse, 4 gram. par jour, en gargarisme et boisson.

2. En même temps, et à la suite, prendre deux cuillerées par jour de

Eau	300 gram.
Iodure de potassium . . .	30 —

augmenter d'une cuillerée tous les 5 jours jusqu'à six par jour et continuer à cette dernière dose (soit 9 gram. par jour) jusqu'à 60 jours de traitement ioduré.

3. Après ces 2 mois de traitement mixte, tout suspendre pendant un mois et donner simplement trois cuillerées à café par jour de

Teinture de kola . . . . ⎫
Teinture de coca . . . . ⎬ āā 50 cent. cubes.
Arséniate de soude . . . 0,10 centigr.

4. Puis, le trimestre suivant, reprendre comme le précédent. Et ainsi à quatre reprises au moins.

Ensuite traitement comme III.

5. Pendant tout le traitement ci-dessus, repos absolu, aucun travail, aucun souci, ni aucune préoccupation.

Veiller à ce qu'il y ait une selle tous les jours.— Prendre de plus une purgation tous les 8 jours d'abord, tous les 15 jours ensuite : une bouteille d'eau de Villacabras ou de Rubinat.

Appliquer fréquemment des sinapismes aux jambes ou des vésicatoires, donner des bains de pied.— Si besoin, appliquer un cautère de chaque côté de la colonne, à la nuque.

6. Aller, en été, faire une saison à Aulus.

Tuberculose pulmonaire

1. — Tuberculose pulmonaire chronique en pleine évolution, sans fièvre ni hémoptysies, avec un bon tube digestif.

1. Manger le plus et le mieux possible, en variant l'alimentation.

Vivre au plein air, à l'abri des variations brusques de température, du vent et des températures extrêmes. Pour cela, habiter en hiver les climats chauds du littoral méditerranéen (Cannes, Hyères, Menton, Grasse) ou Amélie, et en été les climats frais d'altitude dans les Pyrénées, les Alpes ou l'Auvergne.

Marcher et faire de l'exercice, mais sans arriver jusqu'à la fatigue. Le reste du temps, vivre au plein air sur la chaise longue.

Pas de travaux intellectuels fatigants, ni de préoccupations d'affaires.

Distractions sans veillées tardives. Pas de jeu, de cercles, de cafés.

Aucun excès.

Ni tabac ni alcool.

Ne jamais cracher par terre ni dans son mouchoir ; se servir de crachoirs à couvercles, qui seront vidés dans les lieux et lavés avec une solution de sublimé à $1/2000$. Voir: *Maladies infectieuses; procédés généraux de désinfection.*

[Ce régime et cette hygiène seront mieux obtenus et, dans certains cas même, seront exclusivement obtenus dans un sanatorium spécial, comme celui du Vernet, où la direction médicale est constante et absolue].

2. En hiver, prendre la plus grande quantité possible (2 à 4 verres à liqueur par jour) de

     Huile de foie de morue. . . .   1 litre.
     Créosote pure. . . . .   25 gram.

En été, prendre, matin et soir, en lavement, un demi-verre d'eau chaude, dans lequel on aura émulsionné, avec un demi-jaune d'œuf, une cuillerée de

     Huile d'olives. . . . . . .   300 cent. cubes.
     Créosote pure. . . . . . .   30 gram.

S'il n'y a pas eu de selle depuis vingt-quatre heures, faire précéder le lavement médicamenteux d'un lavement ordinaire à rendre.

S'il y a de la diarrhée, donner le lavement avec une cuillerée de

     Huile d'olives. . . . .   300 cent. cubes.
     Créosote pure . . . .   30 gram.
     Laudanum de Sydenham . .   3   —

3. Alterner, mois par mois, le phosphate de chaux (0,50 centigr. de phosphate neutre en poudre à chaque repas), ou une cuillerée à chaque repas de

     Biphosphate de chaux . . .   10 gram.
     Acide chlorh. ou lactique. .   3   —
     Eau   300   —

et la solution suivante (une cuillerée à chaque repas) :

     Eau . . . .   300 gram.
     Arséniate de soude . . . . .   0,10 centigr.

ou la suivante (à la même dose quotidienne) :

     Extrait alcool. de quinquina . .   6 gram.
     Glycérine neutre . . . .   50 cent. cubes.
     Sirop d'éc. d'oranges amères .   250   —
     Arséniate de soude . . . . . .   0,10 centigr.

Chaque mois, vingt jours de traitement et dix jours de repos (pour 2 et pour 3).

4. Appliquer, tous les 8 ou 10 jours, des pointes de feu superficielles sur les régions thoraciques malades.

5. Aller, tous les étés, faire une saison de 20 à 25 jours aux Eaux-Bonnes.

II. — Même maladie avec localisations laryngées.

1, 2, 3 et 4. Comme I.

5. Remplacer les Eaux-Bonnes par Cauterets.

6. Faire des pulvérisations dans la gorge, trois fois par jour, avec deux cuillerées de

Acide phénique......... } ãã 0,25 centigr.
Chlorhydrate de cocaïne.. }
Glycérine................ 100 gram.
Eau.......... Q. S. pour faire un demi-litre.
(Usage ext.)

Ou toucher avec une solution de menthol dans l'huile d'amandes douces : 10 à 20 pour 100.

7. Si l'alimentation devient impossible ou très difficile, donner des lavements alimentaires avec des œufs dans du lait avec du rhum, ou de la peptone dans du bouillon.

III. — Même maladie avec un certain degré d'éréthisme circulatoire

1, 2, 3 et 4. Comme I.

5. Aller, tous les étés, faire une saison à Allevard, ou en hiver à Amélie.

IV. — Même maladie avec hémoptysies antérieures (sans hémoptysie actuelle)

1, 2, 3 et 4. Comme I.

5. Aller, en été, faire une saison très surveillée au Mont-Dore ou au Vernet.

V. — Même maladie avec poussées bronchopneumoniques fréquentes et récentes ou avec hémoptysies fréquentes et récentes.

Tout comme pour I ; mais supprimer complètement la saison d'eaux minérales.

VI. — Tuberculose pulmonaire chronique tout à fait au début, avec antécédents fortement lymphatiques, adénopathies multiples (cervicales, trachéobronchiques, etc.).

1. Mêmes règles que pour I, en choisissant le séjour aux bords mêmes de la mer pour le climat d'hiver.
2. Comme pour I.
3. Donner le matin et le soir à 4 heures, dans un bol de lait, une cuillerée de

Eau	300 gram.
Iodure de sodium..........	10 —
Bromure de sodium........	20 —
Chlorure de sodium........	40 —

4. Comme pour I, ou appliquer un cautère sur la région sous-claviculaire malade.
5. En été, saison à Uriage ou à la Bourboule.

VII. — Tuberculose pulmonaire chronique avec un tube digestif moins parfait et quelques tendances à la diarrhée.

1. Comme pour I. Seulement choisir un peu plus les aliments : éviter les crudités, le gibier ; faire les repas à des heures très régulières ; boire de l'eau de Bussang en mangeant.

2. Donner, toute l'année, 20 jours par mois, les deux lavements par jour avec l'huile créosotée laudanisée (2 de I).

En hiver, on pourra essayer l'huile de foie de morue sans créosote, ou mieux le mélange suivant :

Huile de foie de morue... } āā 450 cent. cubes.
Eau seconde de chaux.... }

Eau de laurier-cerise.....   100   —

ou celui-ci :

Huile de foie de morue... } āā 400 cent. cubes.
Eau seconde de chaux.... }

Kirsch..................   200   —

mais suspendre immédiatement dès les premiers signes d'intolérance gastrique ou intestinale.

3. Administrer des pilules de 0,25 centigram. de tannin : deux le 1er jour, en augmentant d'une tous les jours jusqu'à huit par jour et en continuant à cette dernière dose s'il y a tolérance.

4. Comme pour I.

5. Saison, en été, à Cauterets (Mauhourat) ou à Royat.

VIII. — Diarrhée chronique dans la tuberculose pulmonaire.

1. Réduire l'alimentation à des viandes rôties et des œufs à la coque.

2. Si les lavements à l'huile créosotée laudanisée sont supportés, les donner (comme 2 de I); sinon, donner des lavements simplement laudanisés : six à huit gouttes de laudanum de Sydenham dans un quart de lavement amidonné, et alors donner en injections hypodermiques le mélange suivant :

Huile d'olives stérilisée.. .... 1/2 litre.

Créosote pure... .... 50 cent. cubes.

Faire tous les jours une injection hypodermique avec l'appareil de Gimbert: un à 10 et 15 cent. cubes.

3. Donner, toutes les deux heures, une cuillerée de

Acide lactique............. 5 gram.

Eau .... 300 —

4. Comme pour I.

IX. — Tuberculose pulmonaire chronique avec anorexie et dyspepsie complètes

1. Supprimer toute espèce de médicaments internes. Administrer seulement les lavements créosotés (2 de I), s'ils sont conservés, ou les injections hypodermiques d'huile créosotée (2 de VIII), si les lavements ne sont pas supportés.

2. Comme régime, donner toutes les trois heures, jour et nuit sauf sommeil, deux œufs à la coque, 20 à 30 grammes de viande crue en boulettes ou en purée et un bol de lait (la viande crue en purée peut être mise dans des cachets).

3. Si cette alimentation n'est pas supportée ou n'est supportée qu'à dose insuffisante, gaver avec la sonde.

Trois fois par jour, après avoir badigeonné la gorge avec une solution de cocaïne à 3 pour 100, introduire le tube dans la moitié supérieure de l'œsophage et par là faire pénétrer, chaque fois, 40 à 100 gram. de poudre de viande délayée avec trois cuillerées de sirop de punch dans un bol de lait (de manière à ce que le mélange soit très liquide).

4. Mêmes règles que pour I pour la vie au plein air (exclusivement sur la chaise longue).

5. Ni pointes de feu ni saisons minérales.

X. — Même maladie avec toux fréquente et pénible

Même traitement que pour I ; et en plus :

Sirop de Tolu	300 cent. cubes.
Eau dist. de laur.-cerise . .	100 gram.
Teinture d'aconit	Cent gouttes.

trois à cinq cuillerées par jour.

Ou :

Terpine.	0,20 centigr.
Codéine.	0,01 —

pour une pilule.   N° 60.

Quatre à cinq par jour ;
ou badigeonner le pharynx avec

Chlorhydrate de cocaïne.	0,25 centigr.
Glycérine neutre.	10 gram.

ou avec

Bromure de potassium	20 gram.
Eau distillée	30 —

XI. — Poussées subaiguës fébriles dans la tuberculose
pulmonaire chronique

1. Supprimer complètement les promenades, la marche, les fatigues ; mais pas la vie extérieure : longues heures au plein air sur la chaise longue.

2. Repas comme 2 de IX.

3. Prendre, toutes les trois heures, à égale distance des petits repas, une cuillerée de

Ipéca.	2 gram.

Faire infuser dans

Eau.	100 gram.

Réduire à 90 ; passer et ajouter :

Sirop de polygala. . . . . . 30 gram.

4. Appliquer les premiers jours des sinapismes ou des cataplasmes sinapisés sur les membres inférieurs et des ventouses sèches sur la poitrine.

Plus tard, appliquer des vésicatoires sur les régions malades.

XII. — *Période hectique de la tuberculose pulmonaire chronique*

1. Toutes les trois heures, viande crue en boulettes ou en purée, et, immédiatement après, une cuillerée de

Rhum . . . . 30 gram.
Julep gommeux . . Q. S. pour 120 cent. cubes.

2. Deux fois par jour, prendre, dans un bol de lait, une cuillerée à café de

Teinture de kola . . . . . .⎱ āā 50 gram.
Teinture de coca . . . . . .⎰

3. Le soir, une ou deux pilules d'un demi-milligram. de sulfate neutre d'atropine.

4. S'il y a lieu, ajouter :

a. Des inhalations d'oxygène : 10 litres par 24 heures, par séances courtes, en pressant le ballon et en poussant le gaz plutôt qu'en faisant respirer le malade ;

b. Des injections hypodermiques de caféine : matin et soir 1 centim. cube de

Caféine . . . .⎱ āā 5 gram.
Benzoate de soude . . . . .⎰
Eau de laurier-cerise . . Q. S. pour 10 centim.
cubes de solution.

c. Des injections de morphine : 1 centim. cube matin
et soir, de

Chlorh. de morphine	. .	0,10 centigr.
Sulfate neutre d'atropine .		0,005 milligr.
Eau de laurier-cerise.. . .		Q. S. pour 10 cent.
		cubes de solution.

XIII. — Hémoptysies dans la tuberculose pulmonaire

1. Supprimer toute la médication ordinaire, condam-
ner le malade au repos et au silence absolus ; ne lui permettre de correspondre qu'avec l'ardoise ; aérer largement la chambre sans courant d'air ; ne pas laisser lever
le malade de son lit.

2. Lait glacé comme unique alimentation : quelques
cuillerées toutes les heures, ou mieux une tasse toutes
les 2 heures.

3. Trois ou quatre fois par jour, promener des sina-
napismes aux extrémités inférieures ; envelopper les
pieds et les jambes avec de la ouate et du taffetas ciré.

4. Faire, matin et soir, une injection hypodermique
d'ergotine : un centim. cube d'ergotine Yvon chaque
fois.

5. Administrer dans chaque tasse de lait un paquet
de 0,10 centigr. de calomel jusqu'à effet purgatif.

6. Ne pas mettre de vésicatoire sur le thorax.

*XIV. — Embarras gastrique dans le cours de la tubercu-
lose pulmonaire chronique*

Interrompre toute médication pendant quelques jours.
Administrer 1 gram. 20 d'ipéca en 3 paquets (de 5 en
5 minutes).

Donner ensuite, après chaque petit repas, 1 gram. de bicarbonate de soude et une cuillerée de vin de gentiane.

XV. — Fièvre prébacillaire, fièvre infectieuse initiale de la tuberculose pulmonaire, sans signes physiques bien nets au thorax.

1. Donner toutes les trois heures régulièrement, jour et nuit, 0,25 centigr. d'antipyrine, en cachet ou dans un verre à Madère d'eau de Vichy.

2. Vie extérieure au plein air, sans marcher du tout.

3. Alimenter malgré la fièvre : lait, viande crue, jus de viande, bouillon américain, poudre de viande…, vin.

XVI. — Tuberculose aiguë généralisée : granulie

1. Séjour au lit, dans une chambre largement et constamment aérée.

2. Toutes les deux heures, un bol de lait avec de la purée de viande ou un œuf à la coque.

3. Ventouses sur la poitrine ; jambes enveloppées jusqu'au genou dans de la ouate et du taffetas ciré.

4. Toutes les deux heures (entre les repas), prendre une cuillerée de

         Iodure de potassium. . . .   1 à 4 gram.

         Julep gommeux. . . . . .   120 —

et, toutes les deux heures (avec les repas), une pilule contenant :

         Bromhydrate de quinine   0,10 centigr

         Tannin . . . .   0,20 —

5. Si la maladie dure et paraît pouvoir passer à l'état chronique et même subaigu, commencer immédiatement les lavements créosotés (2 de I).

Ulcère de l'estomac

I. — *En dehors des hématémèses*

1. Régime lacté absolu et exclusif : toutes les deux heures, jour et nuit sauf sommeil, prendre un bol de lait. — Aucun autre aliment ni aucune autre boisson.

Si ce régime monotone était trop mal accepté ou que la quantité de lait ingéré devînt inférieure à 2 litres par 24 heures, ajouter quelques purées de légumes secs, des œufs à la coque ou même un peu de hachis de viande bien cuite.

2. Avec chacun de ces petits repas, toutes les deux heures, prendre 1 gram. de bicarbonate de soude dans le lait et 0,25 centigr. de benzonaphtol en cachet.

3. Tous les soirs, au coucher, prendre une pilule contenant :

Poudre de belladone... ⎫
Extrait de belladone... ⎬ āā 0,01 centigr.

Si cela ne suffisait pas à assurer la régularité des selles, prendre deux fois par semaine, le matin, un verre à Bordeaux de Janos ou de Villacabras.

4. Si la douleur était trop vive, faire discrètement (et sans livrer la seringue au malade) quelques injections hypodermiques avec

Eau dist. de laur.-cerise.   10 cent. cubes.

Chlorh. de morphine .   .   0,10 centigr.

Sulfate neut. d'atropine .   0,005 milligr.

5. Hygiène sévère. — Aucune secousse, aucun exercice violent. — Vie au plein air, mais au repos. - Aucun excès.

II.— Traitement des hématémèses

1. Repos absolu au lit, sans parler ni remuer.

2. Quelques cuillerées de lait glacé toutes les heures comme seule alimentation.

3. Toutes les heures, 1 ou 2 centigram. d'extrait thébaïque avec le lait ou, matin et soir, injection hypodermique d'un demi centim. cube ou d'un centim. cube de la solution de morphine ci-dessus.

4. Si cela ne suffisait pas, appliquer de la glace sur l'estomac, suspendre toute espèce d'alimentation par la bouche, donner des lavements alimentaires avec du lait, de l'eau-de-vie, des peptones ou un jaune d'œuf, et faire une ou deux fois par jour une injection hypodermique d'un centim. cube d'ergotine Yvon.

5. Si tout cela ne suffît pas, pratiquer la transfusion.

Vers intestinaux

I.— Oxyures vermiculaires

Lavements à l'eau salée, l'eau sucrée ou l'eau additionnée de glycérine par égales parts.

II. — Ascarides lombricoïdes

Santonine . . . . 0,05 centigr.
Calomel . . . . 0,15 —
Sucre de lait . . . . . . Q. S.

pour un paquet ; N° 4.

Un à quatre le matin à jeun, dans du lait, à demi-heure l'un de l'autre.

III.— Tænias et bothriocéphale

Capsules d'extrait éthéré de fougère mâle et de calomel : 4 gram. de l'un et 0,50 centigr. à 1 gram. de l'autre en 15 à 20 capsules : deux toutes les 10 minutes.

Ou :

Pelletierine de Tanret : un flacon à absorber, le matin à jeun, le malade étant au lit.— Demi-heure après, prendre deux cuillerées d'eau-de-vie allemande dans deux cuillerées de sirop de nerprun.

Pour l'un ou l'autre médicament, ne donner que du lait comme aliment exclusif la veille au soir ; pendant l'expulsion, éviter de rompre le ver, s'assurer de la présence ou de l'absence de la tête dans les fragments rendus et, en cas d'insuccès, ne recommencer un traitement qu'après plusieurs mois et après expulsion spontanée de nouveaux cucurbitins.

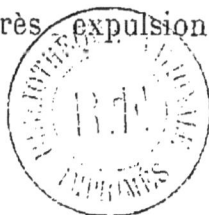

FIN

TABLE DES MATIÈRES

A

PAGES

Albuminurie aiguë. Voir: *Néphrite aiguë.*

Albuminurie chronique. Voir: *Mal de Bright.*

Amygdalite aiguë, *fièvre amygdalienne, angine catarrhale.* 13

    I. Fièvre initiale préamygdalienne. 13

    II. Amygdalite aiguë 14

    III. Abonnés de l'amygdalite, avec grosses amygdales,
en dehors des poussées aiguës; tempérament lym-
phatique, hérédité herpéticoarthritique 14

Anémies. Voir: *Chlorose.*

Angine. Voir: *Amygdalite.*

Angine de poitrine 16

    I. Traitement de la crise. 16

    II. En dehors de la crise 16

Anorexie. Voir: *Dyspepsie, Hystérie et Tuberculose pulmonaire.*

Apoplexie 17

    I. Pendant l'ictus. 17

    II. Après l'ictus... 18

Artériosclérose généralisée avant toute localisation
prédominante. 19

    I. Forme légère ou moyenne. 19

    II. Forme plus grave: quelques troubles circulatoires,
œdème malléolaire, dyspnée 20

Arthritisme et **Herpéticoarthritisme,** en dehors des
manifestations articulaires franches et des localisations
cutanées durables 22

Ascarides lombricoïdes. Voir: *Vers intestinaux.*

Ascite. Voir : *Cirrhose atrophique du foie.*

Asthme.   24

     I. Pendant les crises.   24

     II. En dehors des accès.   24

     III. Asthme avec bronchite chronique.   25

Asthmiformes (*Bronchite* avec **phénomènes**). Voir : *Bron-chites.*

Asystolie. Voir : *Cardiopathies chroniques.*

Ataxie locomotrice progressive.   27

     I. Ataxie locomotrice sans syphilis antérieure   27

     II. Ataxie locomotrice avec syphilis antérieure   28

     III. Crises violentes de douleurs fulgurantes   29

Atrophie musculaire progressive   30

Atrophique (paralysie) de l'enfance. Voir : *Paralysie atrophique de l'enfance.*

B

Biliaire (lithiase). Voir : *Lithiase biliaire.*

Bothriocéphale. Voir : *Vers intestinaux.*

Bright (mal de). Voir : *Mal de Bright.*

Bronchites   31

     I. Bronchite aiguë fébrile.   31

     II. Bronchite subaiguë apyrétique.   32

     III. Bronchite à répétition.   32

     IV. Bronchite chronique   34

         a. Forme sèche avec phénomènes asthmiformes et emphysème pulmonaire.   34

         b. Forme humide avec bronchorrhée.   34

Bronchopneumonies aiguës.   36

     I. Forme légère   36

     II. Forme grave.   36

     III. Convalescence et soins ultérieurs.   37

Bronchorrhée. Voir : *Bronchites.*

C

Cancer de l'estomac.   39

Cardiopathies chroniques   40

     I. Cardiopathie valvulaire compensée.   40

II. Cardiopathie myocardique (artériosclérose cardiaque) sans troubles marquée dans la circulation générale. 41

III. Cardiopathie chronique avec quelques troubles de circulation générale (hyposystolie habituelle) : œdème des membres inférieurs, gros foie 41

IV. Asystolie aiguë. 42

V. Cardiopathie chronique (mitrale) avec anasarque, hydropisies viscérales.. 43

VI. Cardiopathie chronique (artérielle) avec phénomènes douloureux, angineux, vertigineux . . . 43

VII. Cardiopathie avancée avec cardioplégie.. 44

VIII. Cardiopathie à forme rénale grave (rein cardiaque) avec phénomènes toxiques: dyspnée, urine très albumineuse 45

Cérébral (ramollissement). Voir : *Ramollissement cérébral.*

Cérébrale (hémorrhagie). Voir : *Apoplexie.*

Cérébrale (syphilis). Voir : *Syphilis.*

Chlorose et Anémies.. 46

Choléra.. 48

I. Diarrhée prémonitoire.. 48

II. Choléra déclaré 48

III. Précautions générales à prendre autour du malade. 49

Choléra infantilis. Voir : *Gastroentérite des enfants du premier âge.*

Chorée de Sydenham 50

I. Chorée avec anémie.. 50

II. Chorée sur fond arthritique (héréditaire ou personnel). 51

III. Chorée sur fond lymphatico-scrofuleux 51

Cirrhose atrophique du foie avec ascite. 51

Cirrhose hyperthrophique du foie avec ictère. . . . 53

Cœur (maladies du). Voir : *Cardiopathies chroniques.*

Colique hépatique. Voir: *Lithiase biliaire.*

Colique néphrétique. Voir : *Lithiase urinaire.*

Comitiale (névrose). Voir : *Epilepsie.*

Constipation. Voir: *Dyspepsies.*

Coqueluche.. 55

Crampe des écrivains 56

Croup. 57

D

Danse de Saint-Guy. Voir : *Chorée de Sydenham.*

Dentition (dyspepsie de la). Voir : *Gastroentérite des enfants du premier âge.*

Désinfection (procédés généraux de) Voir : *Maladies infectieuses.*

Diabète sucré 59
   I. Forme légère et moyenne 59
   II. Cas plus graves 60
   III. Formes nerveuses avec grande polyurie 60

Diarrhée. Voir : *Dyspepsies et Tuberculose pulmonaire.*

Dilatation de l'estomac. Voir : *Dyspepsies*

Diphtérie laryngée. Voir : *Croup.*

Dothiénentérie. Voir : *Fièvre typhoïde.*

Dysenterie. 61

Dyspepsies. 62
   I. Dyspepsie atonique avec dilatation moyenne de l'estomac 62
   II. Dilatation (forte de) l'estomac. 63
   III. Dyspepsie atonique et douloureuse 63
   IV. Dyspepsie avec vomissements 64
   V. Dyspepsie avec constipation opiniâtre 65
   VI. Dyspepsie avec diarrhée. 66
   VII. Dyspepsie acide 67
   VIII. Dyspepsie hypochlorhydrique. 67
   IX Dyspepsie avec anorexie. 68

Dyspepsie des nouveau-nés, du sevrage et de la dentition. Voir : *Gastroentérite des enfants du premier âge.*

E

Ecrivains (crampe des). Voir : *Crampe des écrivains.*

Embarras gastrique fébrile 69

Emphysème pulmonaire. Voir : *Bronchites.*

Encéphalite (méningo-) diffuse progressive. Voir : *Paralysie générale.*

Endocardite. Voir : *Cardiopathies chroniques.*

Enfance (paralysie atrophique de l'). Voir : *Paralysie atrophique de l'enfance.*

Enfants (gastroentérite des). Voir : *Gastroentérite des enfants du premier âge.*

Entérite des enfants. Voir : *Gastroentérite des enfants du premier âge.*

Epilepsie 70

Eruptives (fièvres). Voir : *Fièvres éruptives.*

Erysipèle de la face. 71

Estomac (cancer de l') Voir : *Dyspepsies.*

Estomac (embarras d'). Voir : *Embarras gastrique fébrile.*

Estomac (inflammation de l'). Voir : *Gastroentérite.*

Estomac (ulcère de l'). Voir : *Ulcère de l'estomac.*

Etranglements internes de l'intestin. Voir : *Occlusion intestinale.*

F

Face (érysipèle de la). Voir : *Erysipèle de la face.*

Facial (paralysie du). Voir : *Paralysie périphérique du facial.*

Fièvre amygdalienne. Voir : *Amygdalite aiguë.*

Fièvre intermittente paludéenne (malaria) 73

   I. Fièvre intermittente, non pernicieuse, avec embarras gastrique. 73

   II. Fièvre intermittente très grave (pernicieuse). . . . 74

   III. Intoxication paludéenne chronique (diathèse) avec engorgement du foie et de la rate. 75

   IV. Cachexie paludéenne. 75

   V. Complications respiratoires de la fièvre intermittente (fièvre pneumopaludéenne). 76

Fièvre pneumopaludéenne. Voir : *Fièvre intermittente paludéenne.*

Fièvre prébacillaire. Voir : *Tuberculose pulmonaire.*

Fièvre typhoïde 77

   I. Période de début à diagnostic incertain. 77

   II. Forme légère 77

   III. Forme moyenne. 77

IV. Forme grave. 78

V. Fièvre typhoïde avec hypotension cardiovasculaire très marquée. 78

VI. Fièvre typhoïde avec complications cérébrospinales (forme ataxo-adynamique). 78

VII. Fièvre typhoïde avec complications respiratoires. . 78

VIII. Fièvre typhoïde avec diarrhée très abondante. . . 79

IX. Recommandations générales à ajouter à toutes les consultations concernant la fièvre typhoïde. . . . 79

X. Fièvre typhoïde à la période de convalescence. . . 79

XI. Eschares de la fièvre typhoïde. 80

XII. Convalescences traînantes. 80

Fièvres éruptives (*rougeole, variole, scarlatine*). 81

Foie (cirrhose atrophique du). Voir: *Cirrhose atrophique du foie.*

Foie (cirrhose hypertrophique du). Voir: *Cirrhose hypertrophique du foie.*

Foie (lithiase du). Voir: *Lithiase biliaire.*

Fonctionnel (spasme). Voir: *Crampe des écrivains.*

Fonctionnelle (impotence). Voir: *Crampe des écrivains.*

G

Gastrique (embarras) fébrile. Voir: *Embarras gastrique fébrile.*

Gastroentérite des enfants du premier âge. 84

I. Pendant l'allaitement. 84

II. Après le sevrage. 85

III. Cas graves. 85

IV. Après la maladie. 86

Glycosurie. Voir: *Diabète sucré.*

Goutte. 87

I. Crise articulaire aiguë. 87

II. Crise subaiguë, prolongée. 87

III. En dehors des crises. 88

Granulie. Voir: *Tuberculose pulmonaire.*

Gravelle. Voir: *Lithiase biliaire* et *Lithiase urinaire.*

Grippe. 90

I. Forme ordinaire, nerveuse. 90

II. Forme respiratoire. 90
III. Forme gastro-intestinale. 92
IV. Forme circulatoire : asthénie cardiaque et hypo-
    tension artérielle. 92
V. Convalescence. 93

H

Hématémèse. Voir : *Ulcère de l'estomac*.
Hémiplégie. Voir : *Ramollissement cérébral*.
Hémoptysie. Voir : *Tuberculose pulmonaire*.
Hémorrhagie cérébrale. Voir : *Apoplexie*.
Hépatique (colique). Voir : *Lithiase biliaire*.
Herpéticoarthritisme. Voir : *Arthritisme*.
Herpétisme. Voir : *Arthritisme*.
Hyposystolie. Voir : *Cardiopathies chroniques*.
Hystérie. 94
    A. *Hystérie sans manifestations actuelles autres que*
        les stigmates. 94
    I. Forme légère avec anémie. 94
    II. Forme moyenne. 95
    III. Forme grave. . . , ... 95
    IV. Hystérie sur fond arthritique (héréditaire et per-
        sonnel). 96
    V. Hystérie sur fond scrofulo-tuberculeux (héréditaire
        et personnel). 96
    VI. Hystérie avec lésion utéro-ovarienne. 97
    B. *Hystérie à manifestations actuelles*. 98
    VII. Manifestations multiples, variées, à succession plus
        ou moins rapide. 98
    VIII. Manifestations tenaces, uniques ou peu nombreuses
        (paralysie, contracture, anesthésie, aphonie.) : hys-
        térie locale. 98
    IX. Attaques. 99
    X. Manifestations douloureuses, insomnie. 100
    XI. Anorexie hystérique. 101

I

Ictère. (*Simple, catarrhal, infectieux, bénin*) 102
Ictère (cirrhose hypertrophique du foie avec). Voir:
Cirrhose hypertrophique du foie avec ictère.
Impotence fonctionnelle ou professionnelle. Voir:
Crampe des écrivains.
Infantile (paralysie). Voir: *Paralysie atrophique de l'enfance.*
Infantilis (choléra). Voir: *Gastroentérite des enfants du premier âge.*
Infectieuses (maladies). Voir: *Maladies infectieuses.*
Influenza. Voir: *Grippe.*
Insomnie nerveuse apyrétique. 103
Intercostale (névralgie). Voir: *Névralgies.*
Intermittente (fièvre) paludéenne. Voir: *Fièvre intermittente paludéenne.*
Intestin (étranglements internes de l'). Voir: *Occlusion intestinale.*
Intestin (inflammation de l'). Voir: *Gastroentérite.*
Intestinale (dyspepsie). Voir: *Dyspepsies.*
Intestinale (occlusion). Voir: *Occlusion intestinale.*
Intestinaux (vers). Voir: *Vers intestinaux.*

L

Laryngée (diphtérie). Voir: *Croup.*
Laryngée (phtisie). Voir: *Tuberculose pulmonaire.*
Lithiase biliaire. 104
  I. Colique hépatique franche, aiguë. 104
  II. Colique hépatique subaiguë, prolongée. 105
  III. Dans l'intervalle des crises. 105
Lithiase urinaire. 107
  I. Colique néphrétique. 107
  II. Douleur néphrétique subaiguë persistante, avec
    expulsion de sable, en dehors des coliques néphrétiques franches 107
  III. En dehors de toute crise aiguë ou subaiguë. 108
Lombricoïdes (ascarides). Voir: *Vers intestinaux.*
Lymphatisme et Scrofule. 110

M

Mal de Bright. 111
   I. Mal de Bright scléreux (artériosclérose rénale) avec
      œdèmes nuls ou fugaces et albuminurie légère ou
      intermittente. 111
   II. Mal de Bright avec œdèmes persistants ou anasarque
      et albuminurie abondante et constante. 111
   III. Mal de Bright grave avec quelques phénomènes
      toxiques. 112
   IV. Urémie déclarée : convulsive ou délirante. 113
   V. Mal de Bright unilatéral, compensé. 113
   VI. Recommandations générales. 114
Maladie de Parkinson. Voir: *Paralysie agitante.*
Maladies infectieuses en général; procédés généraux
   de désinfection. 115
   I. Désinfection du malade, de ses déjections, de son
      linge et de sa literie. 115
   II. Désinfection des garde-malades et en général des
      personnes qui approchent le malade. 116
   III. Désinfection des locaux. 117
Malaria. Voir: *Fièvre intermittente paludéenne.*
Méningite tuberculeuse 118
Méningoencéphalite diffuse progressive. Voir: *Paralysie générale.*
Migraine. 119
Moelle (maladies de la). Voir: *Ataxie locomotrice, atrophie musculaire progressive, myélite aiguë, myélite diffuse chronique, paralysie atrophique de l'enfance.*
Musculaire (atrophie) progressive. Voir: *Atrophie musculaire progressive.*
Myélite aiguë. 120
Myélite diffuse chronique. 121

N

Néphrétique (colique). Voir : *Lithiase urinaire.*

Néphrite aiguë.................................... 122

Néphrites chroniques. Voir : *Mal de Bright.*

Neurasthénie...................................... 123

    I. Forme légère................................ 123

    II. Forme grave............................... 124

Névralgies....................................... 126

Nouveau-nés (dyspepsie des). Voir : *Gastroentérite des enfants du premier âge.*

O

Occlusion intestinale............................. 127

Oxyures vermiculaires. Voir : *Vers intestinaux.*

P

Paludéenne (fièvre intermittente). Voir : *Fièvre intermittente paludéenne.*

Paralysie agitante............................... 129

Paralysie atrophique de l'enfance................. 130

Paralysie générale............................... 131

Paralysie périphérique du facial.................. 133

Paraplégie. Voir : *Myélite aiguë* et *myélite diffuse chronique.*

Parkinson (maladie de). Voir : *Paralysie agitante.*

Phtisie laryngée et pulmonaire. Voir : *Tuberculose pulmonaire.*

Plaques (sclérose en). Voir : *Myélite diffuse chronique.*

Pleurésie aiguë.................................. 134

    I. Pleurésie avec épanchement................. 134

    II. Pleurésie avec point de côté violent et forte angoisse respiratoire.— Pleurésie diaphragmatique.... 135

    III. Suites de la pleurésie................... 135

IV. Pleurésies purulentes..   136
Pneumonie lobaire aiguë.   138
 I. Pneumonie aiguë de l'enfant ou de l'adulte, sans
  complications.   138
 II. Pneumonie avec embarras gastrique. . . . . . : . .   138
 III. Pneumonie avec éréthisme circulatoire intense
  (fièvre ardente, violent point de côté, angoisse
  respiratoire, face turgescente, pouls plein et dur)
  chez un adulte fort.   139
 IV. Pneumonie à résolution lente ou incomplète.   139
 V. Pneumonie avec crachats franchement hémoptoïques.   140
 VI. Pneumonie asthénique ou chez le vieillard.   140
 VII. Pneumonie d'alcoolique avec délire.   141
 VIII. Pneumonie chez un débilité antérieur.   141
 IX. Pneumonie très grave avec hypotension artérielle
  très marquée et cardioplégie.   142
Professionnel (spasme). Voir: Crampe des écrivains.
Professionnelle (impotence). Voir: Crampe des écrivains.
Pulmonaire (emphysème). Voir : Bronchites .
Pulmonaires (phtisie et tuberculose). Voir: Tuberculose
 pulmonaire.

R

Ramollissement cérébral (sans ictus ou loin de l'ictus
 initial).   143
 I. Sans hémiplégie.   143
 II. Avec hémiplégie.   144
Reins (maladies des). Voir: Lithiase urinaire, mal de
 Bright, néphrite aiguë.
Rhumatisme.   145
 A. Rhumatisme articulaire aigu ou subaigu avec mani-
  festations actuelles..   145
 I. Rhumatisme articulaire aigu (forme légère) sans
  complications viscérales.   145
 II. Rhumatisme articulaire aigu (forme sérieuse) fébrile,
  polyarticulaire, sans complications viscérales. . .   146
 III. Rhumatisme articulaire aigu avec complications vis-
  cérales (cardiaques, péricardiques, pleurales ou
  pulmonaires).   146

IV. Rhumatisme articulaire subaigu.   146

B. *Rhumatisme chronique ou rhumatisme aigu sans manifestations actuelles (diathèse rhumatismale).*   147

V. Diathèse rhumatismale avec douleurs, sans complications viscérales   147

VI. Diathèse rhumatismale avec lésion cardiaque. . . .   148

VII. Diathèse rhumatismale avec lésion respiratoire. . .   148

VIII. Diathèse rhumatismale avec arthropathie chronique monoarticulaire ou oligoarticulaire   149

IX. Diathèse rhumatismale avec altération du tube digestif.   150

X. Diathèse rhumatismale sans douleur ni aucune manifestation actuelle.   150

C. *Rhumatisme secondaire, infectieux*   151

XI. Période aiguë.   151

XII. Période subaiguë ou chronique   152

Rougeole. Voir : *Fièvres éruptives.*

S

Scarlatine. Voir : *Fièvres éruptives.*

Sciatique (névralgie). Voir *Névralgies.*

Sclérose en plaques. Voir : *Myélite diffuse chronique.*

Scrofule. Voir : *Lymphatisme* et *Scrofule.*

Sevrage (dyspepsie du). Voir : *Gastroentérite des enfants du premier âge.*

Spasme fonctionnel ou professionnel. Voir : *Crampe des écrivains.*

Syphilis   153

I. Première année   153

II. Deuxième année   153

III. Troisième année.   154

IV. Années suivantes.   154

V. Traitement institué tardivement   155

VI. Syphilis cérébrale.   155

T

Tabes dorsal. Voir : *Ataxie locomotrice.*

Tænias. Voir : *Vers intestinaux.*

Trifaciale (névralgie). Voir : *Névralgies.*

Trijumeau (névralgie du). Voir : *Névralgies.*

Tuberculeuse (méningite). Voir : *Méningite tuberculeuse.*

Tuberculose pulmonaire. 157

    I. Tuberculose pulmonaire chronique en pleine évolution, sans fièvre ni hémoptysies, avec un bon tube digestif.. 157

    II. Même maladie avec localisations laryngées. 159

    III. Même maladie avec un certain degré d'éréthisme circulatoire. 159

    IV. Même maladie avec hémoptysies antérieures. . . . 159

    V. Même maladie avec poussées bronchopneumoniques fréquentes et récentes ou avec hémoptysies fréquentes et récentes. 160

    VI. Tuberculose pulmonaire chronique, tout à fait au début, avec antécédents fortement lymphatiques, adénopathies multiples (cervicales, trachéobronchiques, etc.).. 160

    VII. Tuberculose pulmonaire chronique avec un tube digestif moins parfait et quelques tendances à la diarrhée. 160

    VIII. Diarrhée chronique dans la tuberculose pulmonaire. 161

    IX. Tuberculose pulmonaire chronique avec anorexie et dyspepsie complètes. 162

    X. Même maladie avec toux fréquente et pénible. . . . 163

    XI Poussées subaiguës fébriles dans la tuberculose pulmonaire chronique. 163

    XII. Période hectique de la tuberculose pulmonaire chronique. 164

    XIII. Hémoptysies dans la tuberculose pulmonaire . . . 165

    XIV. Embarras gastrique dans le cours de la tuberculose pulmonaire chronique 165

XV. Fièvre prébacillaire, fièvre infectieuse initiale de
la tuberculose pulmonaire, sans signes physiques
bien nets au thorax. 166
XVI. Tuberculose aiguë généralisée : granulie 166

U

Ulcère de l'estomac. 167
     I. En dehors des hématémèses 167
     II. Traitement des hématémèses 168
Urémie. Voir : *Mal de Bright.*
Urinaire (lithiase). Voir : *Lithiase urinaire.*
Urique (gravelle). Voir *Lithiase urinaire.*

V

Variole. Voir : *Fièvres éruptives.*
Vers intestinaux. 169
     I. Oxyures vermiculaires. 169
     II. Ascarides lombricoïdes. 169
     III. Tænias et bothriocéphale. 169
Vomissements. Voir : *Dyspepsies.*

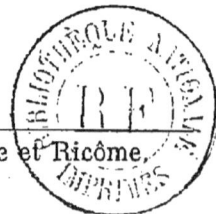

Montpellier. — Impr. Serre et Ricôme,

ERRATA

Page 32, ligne 24 :
    Au lieu de :
        Codéine . . . .   0,1 centigr.
    Lire :
        Codéine . . . .   0,01 centigr.

Page 64, ligne 10 :
    Au lieu de :
        Extrait gras de Cannabis .   0,03 centigr.
    Lire :
        Extrait gras de Cannabis .   0,015 milligr.

Page 68 :
    Les lignes 11 à 16 font partie de la même formule.

Partout où il y a :
        Teinture de kola . .
        Teinture de coca . . } āā 50 cent. cubes.
    Ajouter :
        Acide citrique. . . .   1 gramme.

Partout où il y a « liqueur de Fowler » avec gouttes amères de Baumé ou avec teinture de kola ou de coca :
    Lire :
        Arséniate de soude.   0,05 ou 0,10 centigr.

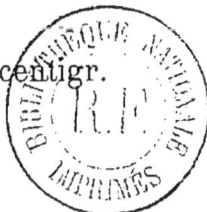